KB105675

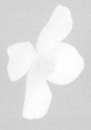

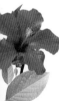

약이 되는 꽃 먹기 ②

지은이 ㅣ 제갈영·손현택
펴낸곳 ㅣ 도서출판 지식서관
펴낸이 ㅣ 이홍식
등록번호 ㅣ 1990. 11. 21. 제96호
주소 ㅣ 경기도 고양시 덕양구 고양동 31-38
전화 ㅣ 031)969-9311   팩스 ㅣ 031)969-9313
e-mail ㅣ jisiksa@hanmail.net

초판 1쇄 발행일 ㅣ 2021년 3월 5일

꽃맛도 보고 질병도 치유하는

약이 되는
꽃 먹기 ②

제갈영 · 손현택 지음

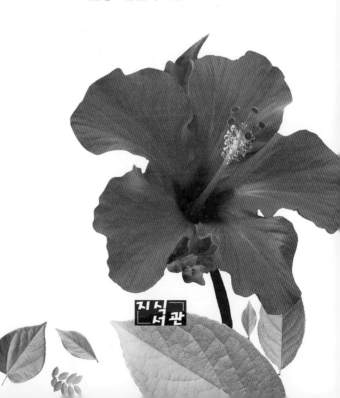

지식
서관

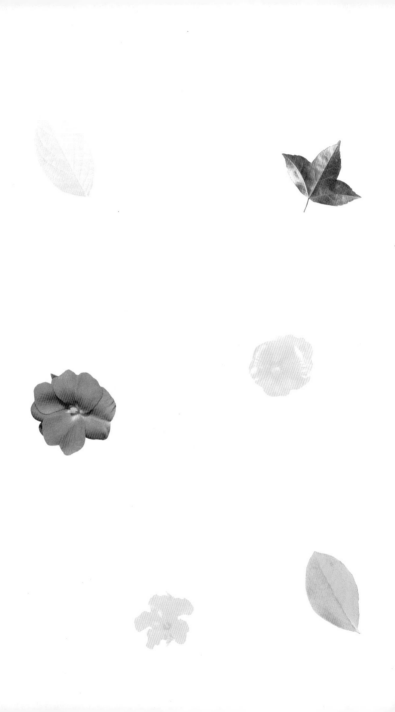

머리말

식물원 출입이 잦아지면서 허브 꽃밥이란 것을 즐겨 먹었습니다. 그러던 3년 전인가요? 식물도감을 읽던 어느 날 불현듯 우리나라꽃은 허브 꽃처럼 식용 꽃이 없다는 생각이 들었습니다. 그래서 관련 문헌을 찾아보기 시작하였고 여러 가지 문서를 확인한 결과 국내에도 식용 꽃 문화가 있었다는 사실을 알았습니다.

물론 그 식용 꽃 문화라는 것이 고작해야 20종 남짓하였으므로 책으로 꾸미기에는 턱없이 부족한 상태였습니다.

때는 12월 달이었습니다. 쇠뿔도 단김에 빼라는 말이 있듯, 2년 프로젝트로 국내 자생종 꽃 1천 종을 먹어 보기로 결정하고 바로 다음 날 완도로 출장을 떠났습니다. 눈 내리는 겨울에 완도엔 뭐가 있을까요?

12월에 눈 내릴 때 볼 수 있는 꽃이 있다면 아마 동백꽃이 있을 것입니다.

이렇게 시작한 먹는 꽃 취재 여행은 어느덧 3년이 흘렀습니다. 그 기간에 운 좋게도 '세계꽃식물원' 원장님을 비롯한 여러 분들과 이야기할 수 있는 계기를 얻었습니다. 일면식도 없는 저에게 꽃의 식용에 관해 장장 3시간 동안 토론을 벌여주신 세계꽃식물원 원장님께 이 기회에 깊은 감사 인사를 드립니다.

지난 2009년부터 3년 동안의 취재 결과 필자는 자생종 식물 꽃 1천 200여 종과 외래종 및 허브식물 꽃 400여 종을 식용해 보았습니다.

그 중에서 맛있거나 기억에 남은 꽃을 추천하기 위해 이 책을 꾸몄습니다. 이 책이 먹는 꽃에 관심 있는 분들과 색다른 요리를 꿈꾸는 분들, 또한 식물을 사랑하고 아끼는 분들에게 많은 도움이 되길 기원 드립니다.

2020년 10월
제갈영, 손현택 드림
photocoffeeman@daum.net

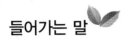

1. 먹는 꽃을 즐길 수 있는 시기는
   언제일까요?

꽃을 식용할 때는 가급적 봄꽃 위주로 식용하는 것이 자연주의자들의 주장입니다. 여름·가을 꽃은 꽃 안에 해충의 알이나 곤충들이 서식하고 있을 확률이 높기 때문입니다. 그러므로 날벌레가 활동하지 않는 봄 꽃일수록 식용에 더욱 안전한 셈입니다. 만일 여름·가을 꽃을 식용하고 싶다면 가볍게 세척한 뒤 전자렌지로 조금 익히거나 응달에서 말린 뒤 식용할 것을 권장합니다.

2. 꽃은 식량자원화가 가능할까?

꽃은 식량자원화가 불가능한 식품입니다. 영양학적 면에서 꽃에는 단백질과 지방 성분이 없으므로 포만감을 불러일으키지도 않습니다. 물론 식량자원화가 불가능한 가장 큰 이유는 아무래도 저장성이 없기 때문일 것입니다.

저장성이 없다는 것은 대부분의 꽃이 냉장고에 저온 저장해도 3~6시간 뒤면 원형이 크게 훼손되어 아예 식용이 불가능하다는 뜻입니다. 김치냉장고처럼 절대적인 저장방식이 없기 때문에 산에서 꽃을 채취한 뒤 개개별 가정으로 공수하는 행위는 괜한 헛고생이 될 것입니다.

Note

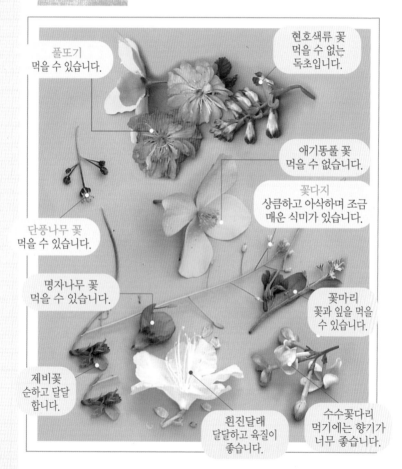

현호색류 꽃
먹을 수 없는
독초입니다.

풀또기
먹을 수 있습니다.

애기똥풀 꽃
먹을 수 없습니다.

꽃다지
상큼하고 아삭하며 조금
매운 식미가 있습니다.

단풍나무 꽃
먹을 수 있습니다.

명자나무 꽃
먹을 수 있습니다.

꽃마리
꽃과 잎을 먹을
수 있습니다.

제비꽃
순하고 달달
합니다.

흰진달래
달달하고 육질이
좋습니다.

수수꽃다리
먹기에는 향기가
너무 좋습니다.

예를 들어 산에서 먹고 싶은 꽃을 만났다고 가정해 봅니다. 꽃을 채취한 뒤 가정으로 돌아오는 시간은 2시간 내지 3시간이 소요될 것입니다. 그 시간 동안 상온에서의 꽃은 원형이 크게 훼손되어 먹지 못하는 꽃으로 변질됩니다.

이 때문에 필자는 매 순간 싱싱한 꽃을 섭취하려면 가정에서 집접 키워서 먹을 것을 권장합니다. 직접 키워서 먹는 방법만이, 자생지를 훼손하지 않고 싱싱한 꽃을 섭취할 수 있는 유일한 해결책일 것입니다.

3. 꽃에도 영양 성분이 있나요?

꽃에서 가장 많이 차지하는 성분은 식용 색소입니다. 색소는 꽃의 색상을 표현하는 형질입니다. 꽃에는 항산화 물질이 다량 함유된 것으로 이미 학계에 보고되어 있습니다.

꽃의 식용 색소 중 가장 중요한 색소는 안토시아닌 색소입니다. 안토시아닌 색소는 시력에 큰 도움을 주는 성분입니다.

안토시아닌 색소는 흰색보다는 붉은색, 붉은색보다는 보라색 계통의 꽃잎, 즉 어두운 색의 꽃잎일수록 함유량이 기하급수로 높아집니다. 그러므로 밝은색 계통보다는 붉은색 혹은 보라색 계통의 꽃을 섭취하면 시력에 많은 도움을 줄 것입니다.

꽃에 함유된 항산화 물질은 노화방지에 도움이 되는 성분

동백꽃의 맛 구조

꽃잎은 육질이 다소 있고 맵다.

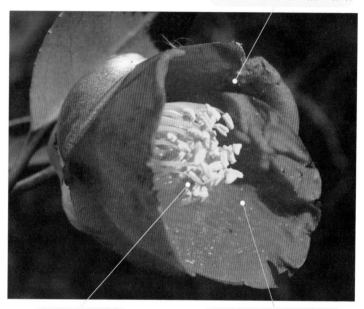

꽃밥이 무척 맵다.

식용보다는 요리 장식에 좋다.

이므로 화훼학계에서는 꽃의 식용이 시력과 노화방지에 많은 도움을 준다고 말합니다.

4. 꽃의 채취 시기

일반적으로 꽃봉오리가 벌어질 무렵부터 꽃이 한참 개화 중일 때까지의 꽃을 채취하는 것이 좋습니다. 꽃이 질 무렵에 채취하면 쓴맛 같은 잡맛이 생성되어 식용이 곤란할 수도 있습니다.

5. 꽃의 섭취량

이 책에서 소개하는 꽃은 독성 여부를 정확하게 기술하려고 노력하였지만 이들 식물 중 몇몇은 미발견 독성이 존재할 수도 있습니다. 그러므로 꽃을 섭취할 때는 소량 섭취를 원칙으로 합니다.

꽃의 식용 방식

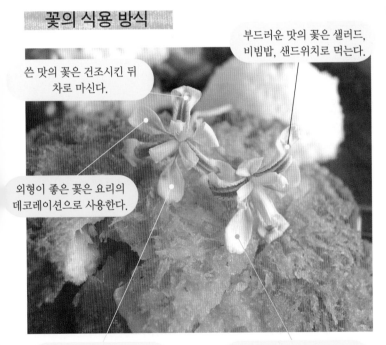

부드러운 맛의 꽃은 샐러드, 비빔밥, 샌드위치로 먹는다.

쓴 맛의 꽃은 건조시킨 뒤 차로 마신다.

외형이 좋은 꽃은 요리의 데코레이션으로 사용한다.

질긴 질감의 꽃은 채소처럼 볶거나 스프에 넣어 먹는다.

쓴 맛, 비린 맛, 잡 맛이 많은 꽃은 달달한 소스나 매운 소스에 찍어 먹는다.

보통 5~8cm 길이인 꽃의 경우 1~3송이를 섭취하는 것이 적당합니다. 물론 예로부터 먹어 왔던 안정성이 입증된 꽃은 섭취량을 3송이 이상으로 높일 수 있을 것이고, 조리해서 섭취할 경우에는 섭취량을 더 높일 수 있을 것입니다.

6. 꽃차

꽃차는 꽃봉오리가 벌어지기 전이나 꽃이 벌어질 무렵에 채취하여 깨끗이 세척한 뒤 밝은 그늘에서 건조시킨 뒤 음용합니다.

햇볕에서 말릴 경우 향이 날아갈 수도 있습니다.

꽃에 따라 찜통에서 찐 뒤 말리는 경우도 있습니다. 잘 건조시킨 꽃을 뜨거운 물에 우려 꽃차로 음용하다 보면, 차를 우려낼 때 꽃봉오리가 천천히 벌어지는 아름다운 모습을 볼 수 있을 것입니다.

때때로 꽃잎만 떼어내어 건조시키는 경우도 있습니다.

CONTENTS

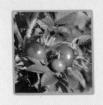

Part 1 6~11월
여름 · 가을 꽃 먹기

Part 3 1년 365일
허브 꽃 먹기

Part *4* 계절별 독성 식물들

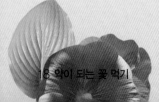

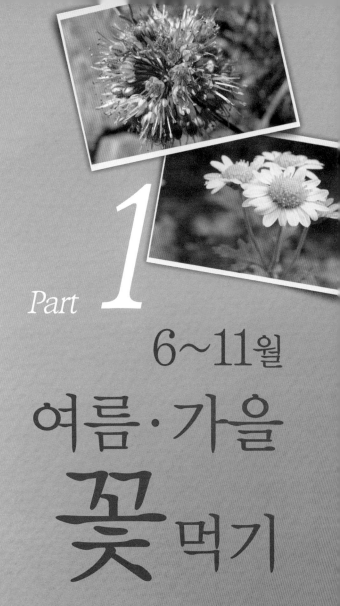

Part **1**

6~11월

여름·가을

꽃먹기

타박상과 백일해에 효능이 있는

미나리냉이 꽃

십자화과 여러해살이풀 *Cardamine leucantha* 50~80cm

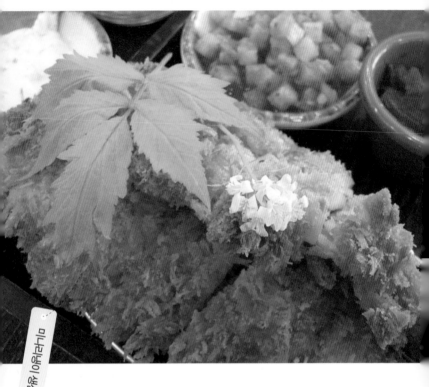

미나리냉이 생태가스

미나리냉이는 우리나라와 중국, 일본, 시베리아, 러시아 등지에서 자생한다. 주로 습한 계곡가와 축축한 풀밭에서 볼 수 있다.

잎은 어긋나고 깃꼴겹잎이며 길이 15cm 정도이고 잎자루

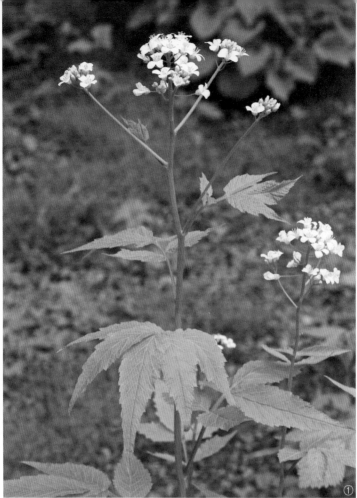

① 미나리냉이 전초
② 미나리냉이 꽃

가 길다.

　작은 잎은 5~7개이며
길이 4~8cm 정도이고
가장자리에 불규칙한 톱

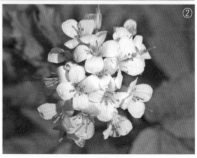

니가 있다.

꽃은 5~6월에 피고 지름 5~8mm 정도이며 원줄기 끝과 가지 끝에 총상화서로 달린다.

꽃받침잎은 길이 3mm 정도이고 식용할 경우 꽃받침도 함께 먹을 수 있다. 수술은 6개이며 2개는 짧고, 암술은 1개이다.

열매는 길이 2~3cm 정도의 길쭉한 모양이고 7~8월에 성숙한다.

꽃의 맛

약간 톡 쏘는 겨자 맛이 난다.

| 먹는 방법 |

5~6월에 채취한 꽃을 세척한 뒤 날것으로 식용하거나 샐러드로 먹는다. 꽃의 맛은 싱싱하고 아삭하며 약간 톡 쏘는 겨자 식감이 있다. 튀김 요리와 잘 어울리므로 데코레이션으로 사용할 수 있다. 잎은 햇볕에 건조시킨 뒤 차로 마신다.
어린 모종의 잎은 조리해 먹는다. 5월부터는 날벌레가 점점 활동을 시작하는 시기이므로 5월 이후에 꽃을 식용할 경우 깨끗하게 세척한다.

| 약성과 효능 |

알려진 약성 정보가 없다. 민간에서는 뿌리를 타박상과 백일해에 사용한다.

| 번식 |

종자

| 키우기 |

1 산과 들에서 흔히 볼 수 있다.
2 양지, 반그늘, 음지를 가리지 않고 잘 자란다.
3 다소 축축한 모래질의 산성 토양에서 잘 자란다.
4 수분은 보통보다 조금 촉촉하게 공급한다.
5 겨울에 월동이 가능하다.

소화 및 혈액순환에 도움을 주는

두메부추 꽃

백합과 여러해살이풀 *Allium senescens* 20~30cm

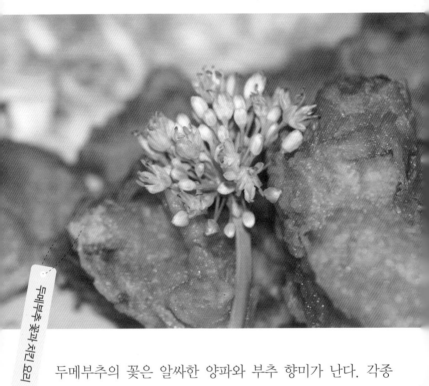

두메부추 꽃과 치킨 요리

두메부추의 꽃은 알싸한 양파와 부추 향미가 난다. 각종 튀김 요리와 함께 먹을 수 있는 양파 대용의 식품으로 안성맞춤이다.

두메부추는 높이 30cm 정도로 자라며 다른 부추와 달리 잎이 두텁고 육질이 있다.

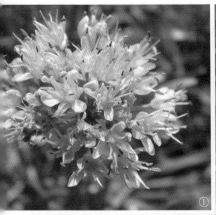
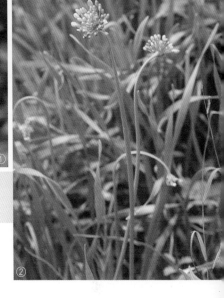

① 두메부추의 꽃
② 두메부추 전초

뿌리에서 선 모양의 잎이
많이 올라오고 잎의 길이는
20~30cm 정도이며 폭은 2~9cm 정도이다.

꽃대는 30cm 정도로 자라고 8~9월에 꽃대 끝에 산형화서
로 자잘한 꽃이 모여달린다.

산형화서의 지름은 3cm 정도이고 각각의 꽃 길이는 1cm
정도이다.

꽃잎처럼 보이는 화피열편은 6개이고 난상 피침형이다. 화
피열편의 길이는 5mm 정도이고 폭은 3mm 정도이다. 보
통 적자색 꽃이 피지만 흰색에 가까운 경우도 있다.

우리나라에서는 강원도와 경상도 등, 주로 동쪽 지역에서

자생한다.

 비슷한 식물로는 식용 식물로 유명한 부추(Allium tuberosum)와 산부추(Allium thunbergii), 참산부추(Allium sacculiferum), 산달래(Allium macrostemon), 세모부추(Allium deltoidefistulosum), 울릉산마늘(Allium ochotense), 한라부추(Allium taquetii) 등이 있다. 이들 식물들의 꽃은 공통적으로 양파 향미 또는 부추 향미가 나고 꽃의 식용이 가능하다.

꽃의 맛

마늘 대용으로 먹는 정평 있는 먹는 꽃이다.

|먹는 방법|

8~9월에 꽃을 채취한다. 여름 꽃이므로 꽃봉오리 안에 날벌레가 있는지 확인하고 깨끗하게 세척한 후 식용한다. 싱싱한 꽃을 튀김요리와 함께 먹는다. 샐러드로 먹을 경우 자잘한 꽃을 잘게 썰어 양파 향미를 돋우는 용도로 사용한다. 고추장에 찍어 먹는다.
각종 국물 요리에 맛내기로 사용한다. 어느 방식으로 먹건 간에 매력적인 맛이다.
과다섭취할 때 문제점이 발생했다는 보고는 없지만 소량 섭취를 원칙으로 한다.

|약성과 효능|

알려진 약성 정보는 없지만 식물체에 마늘이나 양파에서 볼 수 있는 유황 화합물이 존재하므로 혈중 콜레스테롤을 줄이는 약효가 있다. 소화 및 혈액순환에도 도움을 준다.

|번식|

10월에 종자를 채집한 뒤 곧바로 파종한다. 분구로도 번식시킬 수 있다.

|키우기|

1 희귀 및 멸종위기 약관심종 식물이므로 모종을 구입해 키운다. 인터넷에서 모종을 판매하는 사이트가 있다.
2 양지에서 잘 자란다.
3 토양을 가리지 않으며 척박한 토양에서도 잘 자란다.
4 수분은 보통보다 다소 건조하게 관리한다.
5 겨울에 노지에서 월동한다.

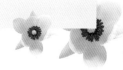

위을 보호하고 해독 작용을 하는

부추, 참산부추, 한라부추

백합과 여러해살이풀 *Allium tuberosum* 30~40cm

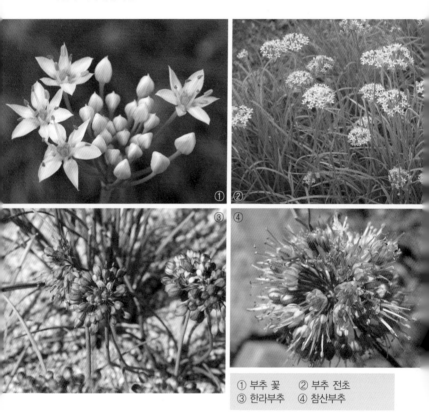

① 부추 꽃   ② 부추 전초
③ 한라부추   ④ 참산부추

두메부추를 구하기 힘들 때는 대신 '부추'를 키우는 것도
좋은 방법이다. 꽃의 맛은 두메부추와 마찬가지로 양파 향미
가 난다. 오히려 식감면에서는 부추 꽃이 더 아삭하고 맛있

다. 꽃은 7~8월에 채집하고, 번식은 종자로 할 수 있다. 여름 꽃이므로 꽃을 깨끗이 세척한 뒤 양파나 마늘 대용으로 섭취한다.

'참산부추'는 전국의 산에서 자란다. 꽃의 향미가 두메부추와 비슷하지만 잎이 2~3개씩 달리므로 잎보다는 꽃을 섭취한다.

꽃은 7~9월에 채취할 수 있다. 높이 60cm 내외로 자라므로 부추류 중에서 가장 키가 크다.

참산부추와 비슷한 '한라부추'는 한라산, 지리산, 가야산 등의 고산지대에서 자라는 키 작은 식물이다. 높이 30cm 내외로 자란다. 우리나라 특산 식물이므로 자생지에서의 무단 채취는 피하자.

혈액 정화에 특히 효능이 있는
원추리 꽃

백합과 여러해살이풀 *Hemerocallis fulva* 70~100cm

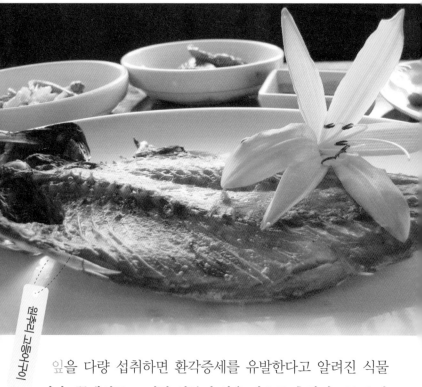

원추리 꽃봉오리

잎을 다량 섭취하면 환각증세를 유발한다고 알려진 식물이다. 꽃에서도 그러한 성분이 있을 것으로 추정되므로 소량 섭취를 원칙으로 한다. 동서양을 막론하고 먹는 꽃으로 정평난 꽃이다. 아름다운 꽃은 요리의 장식 꽃으로 활용하기에도 손색이 없다.

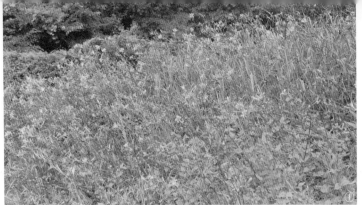

① 원추리 군락
② 큰원추리

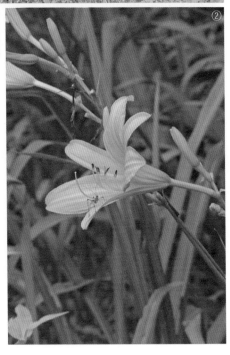

여름 꽃이므로 꽃봉오리 안에 개미나 거미 같은 날벌레가 있을 수 있기 때문에 식용하기 전에 꽃을 깨끗이 세척하고 식용한다.

긴 꽃대가 1m 내외로 자라고 별도의 줄기는 없다. 잎은 긴 줄 모양이고 길이 60~80cm 정도이다. 일반적으로 꽃대보다 잎이 짧으면 '원추리', 꽃대만큼 잎이 길면 '큰원추리'라고 부른다.

6~8월에 긴 꽃대에 6~8개의 꽃이 총상화서로 달린다. 수술은 6개이다. 꽃의 길이는 10~15cm 정도이고 지름도 10~15cm 정도이다. 각각의 꽃잎 길이는 2~8cm 정도이다.

  꽃은 아침에 피었다가 저녁에 쓰러지고 다음 날 아침에 다시 새 꽃이 핀다. 정원용 꽃으로 인기가 많기 때문에 꽃의 색상이 붉은색이거나 겹꽃인 원예종 원추리가 시중에 많이 보급되어 있다.

꽃의 맛

두텁고 바삭한 식감, 약간의 달달한 즙이 흐르고 비린 맛이 난다.

| 먹는 방법 |

6~7월에 꽃을 채취한다. 잎에 환각성분이 있으나 데치면 많이 사라진다. 꽃에는 잎에 비해 환각성분이 거의 없는 것으로 알려져 있다. 싱싱한 꽃을 먹거나 수프에 넣어 먹고, 양념으로 조리해 먹는다. 싱싱한 꽃을 잘게 썰어 샐러드로 먹는다.

통꽃은 요리 데코레이션으로 사용한다. 말린 꽃은 술을 담그거나 분말을 내어 조미료 대용으로 사용한다. 말린 꽃은 탄수화물 60%, 단백질 9%, 지방 25%의 성분이 있다. 원추리 술은 자양강장, 피로회복에 효능이 있다.

| 약성과 효능 |

6~9g 단위로 전초나 뿌리를 달여 먹는다. 전초는 혈액 정화, 몸 속 독성을 없애고, 진통, 암, 이뇨, 해열에 효능이 있다. 꽃 추출물은 혈액 정화에 특히 효능이 있다. 뿌리는 비소중독, 요로결석에 효능이 있다. 민간에서는 뿌리를 암 치료에 사용하기도 한다.

| 번식 |

열매가 말라서 벌어지기 전 미숙성 종자를 8~9월에 채취하여 바로 파종하거나 이듬해 3~4월에 파종한다. 포기나누기 번식은 9~10월에 한다.

| 키우기 |

1 화원에서 시각적으로 건강한 모종을 구입한다.
2 양지에서 잘 자란다.
3 토양은 가리지 않지만 부식질의 기름진 토양에서 더 잘 자란다.
4 수분은 보통으로 공급한다.
5 겨울에 노지에서 월동한다.

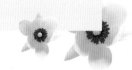

진해, 저혈당에 효능이 있는

둥굴레 꽃

백합과 여러해살이풀 *Polygonatum odoratum* *30~60cm*

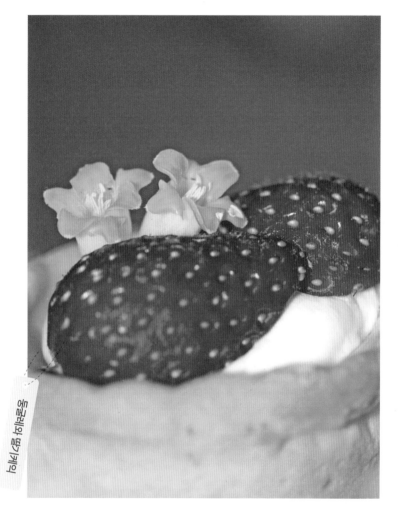

어린잎과 뿌리를 먹는다

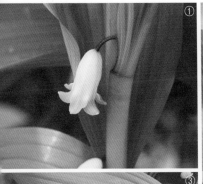

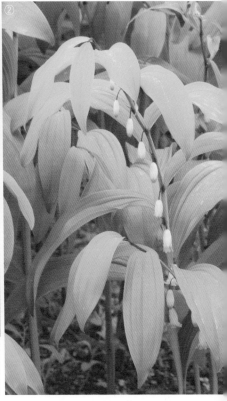

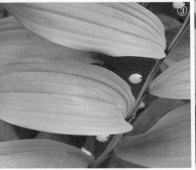

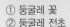

① 둥굴레 꽃
② 둥굴레 전초
③ 둥굴레 잎

 전국의 산에서 자란다. 계곡가의 비탈진 풀밭이나 밝은 음지에서 흔히 볼 수 있다.

 줄기에는 6개의 능각이 있고 높이 30~60cm 정도로 자란다. 어긋난 잎은 넓은 대나무 잎처럼 생겼고 길이 10cm 정도이며 잎자루가 없다.

 꽃은 6~7월에 잎겨드랑이에서 1~2개씩 달린다. 꽃의 길이는 1.5~2cm 정도이고 수술은 6개이다.

잎의 생김새가 비슷한 식물로는 애기나리 등이 있지만 꽃을 보면 쉽게 구별할 수 있다.

정원용 식물로 인기가 많기 때문에 가정집에서는 정원이나 거실에서 흔히 키운다. 화원에서 모종을 판매한다.

꽃의 맛

싱싱하고 다소 단맛이 나고 조금 비릿하다.

| 먹는 방법 |

6~7월에 꽃을 채취한다. 꽃은 다소 비릿하지만 싱싱하고 아삭한 식감이 있다. 아스파라거스 줄기를 생으로 씹는 맛과 비슷한 맛이다. 전초에 소량의 독성(Convallamarin, 사포닌 등)이 함유되어 있으므로 꽃 또한 날것으로 먹기보다는 1~3개를 데코레이션 용도로 사용한다. 꽃을 아스파라거스 줄기처럼 식용유에 볶거나 익혀 먹는 것도 생각해 볼 만하지만 어디에서도 이러한 방식의 식용 방식은 시도된 기록이 없다. 건조시킨 뿌리는 둥굴레차의 재료가 된다.

| 약성과 효능 |

뿌리를 6~9g 달여서 복용한다. 마른기침, 진해, 강심, 저혈당, 이뇨, 진정의 효능이 있다. 뿌리를 졸인 액과 잎은 타박상, 외상, 주근깨에 도포한다.
체질에 따라 다르게 반응할 수도 있으므로 내복약으로 복용할 경우에는 반드시 전문가의 도움을 받는다.

| 번식 |

9~10월에 종자를 채취하여 바로 파종한다.

| 키우기 |

1 전국의 산에서 흔히 자란다.
2 양지 또는 반그늘을 좋아한다.
3 촉촉한 부식질의 비옥한 토양에서 잘 자란다.
4 수분은 보통으로 공급한다.
5 겨울에 노지에서 월동한다.

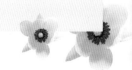

강장, 소종에 효능이 있는

풀솜대와 비비추

백합과 여러해살이풀 *Hosta longipes* 30~40cm

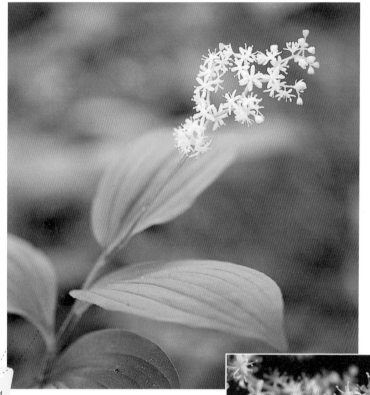

풀솜대 전초

풀솜대 꽃

풀솜대는 도시 근교의 높은 산
음지에서 흔히 자란다. 꽃은 5~6
월에 볼 수 있으므로 늦봄에서 초

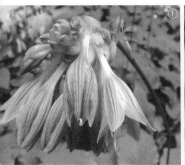

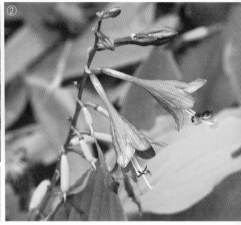

① 일월비비추
② 비비추

여름 사이에 볼 수 있다. 꽃의 식감은 둥굴레 꽃과 거의 비슷
하지만 조금 더 맛있다. 비린 맛이 거의 없으므로 둥굴레 꽃
보다 오히려 먹어 볼 만하다. 꽃의 맛은 싱싱하고 아삭하며
조금 고소한 향미도 있다. 날것으로 먹거나 샐러드, 비빔밥
으로 먹는다.

비비추는 도시공원의 화단이나 가정집 화단에서 흔히 키운
다. 꽃은 8~9월에 핀다. 꽃잎에서 달달한 즙이 배어나오지만
비린 맛이 아주 강해 금방 부담이 된다. 꽃의 식감이 매우 두툼
하므로 날것으로 먹기보다는 수프에 넣어 먹거나 조리해 먹는
다. 꽃 안쪽에 개미 같은 해충이 보일 수 있으므로 반드시 세척
한 뒤 식용한다.

'비비추' 는 꽃이 일렬로 달리고, '일월비비추' 는 꽃이 모여
서 달리므로 쉽게 구별할 수 있다.

혈액 순환, 염좌에 효능이 있는

갈퀴나물 꽃

콩과 덩굴성여러해살이풀 *Vicia amoena* 80~180cm

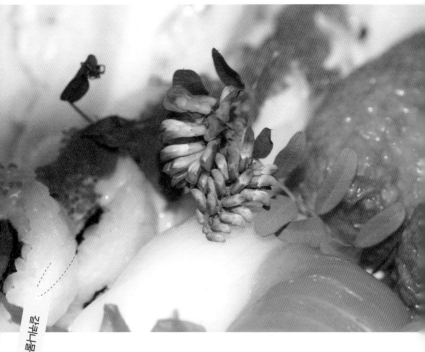

갈퀴나물 초봄

산과 들판의 축축한 풀밭에서 흔하게 자란다. 어린 잎은
나물로 먹고 꽃은 소량에 한해 섭취할 수 있다.

줄기는 180cm 내외로 자라고 덩굴처럼 누워 자라는 속성
이 있다. 어긋난 잎은 10~16개의 작은 잎으로 구성된 짝수
깃털 모양이고 짧은 잎자루가 있다. 잎줄기 끝에는 2~3개로

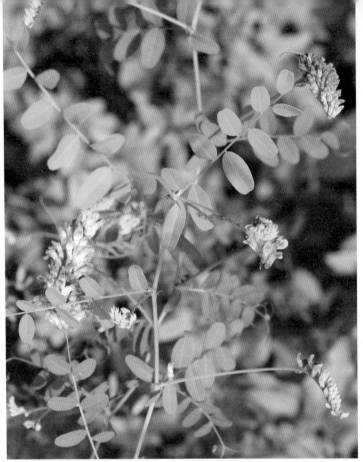

갈퀴나물 전초

갈라진 덩굴손이 있다. 작은 잎의 길이는 1.5~3cm 정도이다.

6~9월에 피는 꽃은 잎겨드랑이에서 자잘한 꽃이 총상화서로 달린다. 화서의 길이는 4~8cm, 자잘한 꽃의 길이는 1.5cm 정도이고 나비 모양이다. 꽃받침은 끝부분이 5개로 불규칙하게 갈라진다.

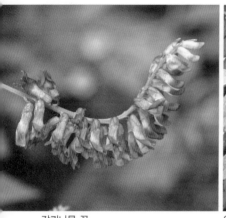
갈퀴나물 꽃

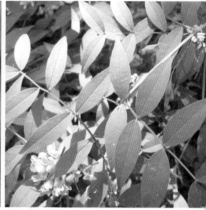
연리갈퀴

열매는 8~9월에 익고 콩깍지 모양의 협과이며 길이 2~2.5cm 정도, 콩깍지 안에 2~4개의 검은색 씨앗이 들어 있다.

연리갈퀴(Vicia venosa)는 작은잎이 2~6쌍이 달리고 잎의 끝이 뾰족한 피침형이다. 높이 40cm 내외로 자라므로 갈퀴나물에 비해 왜소하다.

꽃의 맛

비린 맛이 덜하고 약간 달달하고 약간 쓰다.

| 먹는 방법 |

6~9월에 꽃을 채취한다. 전통적으로 알려진 먹는 꽃이 아니지만 샐러드나 튀김으로 시도할 만하다.
꽃의 맛은 다른 콩과 식물에 비해 비린 맛이 덜하다. 여름 꽃은 대개 꽃봉오리 안에 해충이나 개미가 있을 수 있으므로 먹기 전에 깨끗이 세척한다. 소량섭취를 원칙으로 한다.

| 약성과 효능 |

건조시킨 전초를 5~16g 단위로 달여 먹는다. 혈액순환을 원활히 하고 각종 통증, 관절통, 염좌, 음낭습진에 효능이 있다.

| 번식 |

종자를 따뜻한 물에 24시간 담가두었다가 봄이나 가을에 파종한다.

| 키우기 |

1 시골 야산에서 흔히 볼 수 있다. 9월에 종자를 채취한다.
2 양지보다는 반그늘에서 성장이 양호하다.
3 사질 토양에서 잘 자란다.
4 수분은 보통으로 공급하는데 약간 건조해도 무방하다.
5 겨울에 노지에서 월동한다.

각종 염증, 혈우병에 효능이 있는

땅콩 꽃

콩과 한해살이풀 Arachis hypogaea 50~60cm

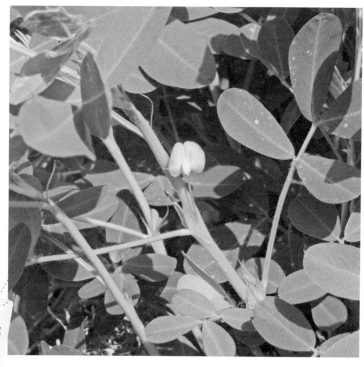

　땅콩과 결명자는 거의 비슷한 식물이므로 잎의 모양을 보
고 구별한다. 땅콩은 작은 잎이 2쌍씩 달리고, 결명자는 3쌍
씩 달리므로 잎을 보면 구별할 수 있다.

　북중미 원산의 열대식물인 땅콩은 국내의 충청이남 지방

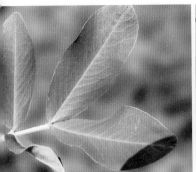
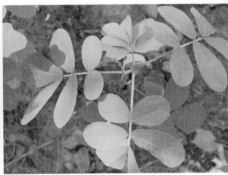

작은 잎이 2쌍인 땅콩 잎

작은 잎이 3쌍인 결명자 잎

에서 재배한다.

꽃은 7~9월에 잎 겨드랑이에서 1개씩 달리고 수술은 10개이나 2개는 퇴화되어 있다.

꽃은 줄기 아래쪽에서 위쪽으로 번갈아가며 피고 이 중 몇 개의 꽃만 열매를 맺는다. 꽃을 채집하면 땅콩 열매를 맺지 않으므로 필요한 경우에만 채집한다.

꽃의 맛

약간 비린 맛이 나지만 은은하게 고소한 향미가 있다.

| 먹는 방법 |

7~9월에 꽃을 채취한다. 흔히 씨앗을 땅콩이라고 하여 즐겨 먹지만 꽃과 어린 잎도 먹을 만하다. 나비 모양의 꽃은 색상이 아름다우므로 요리 데코레이션으로 아주 좋다. 소량 섭취를 원칙으로 한다. 꽃은 비린 맛이 나지만 은은하고 고소한 향미가 있다. 꽃은 날것으로 먹거나 샐러드, 샌드위치, 비빔밥으로 먹는다.

어린 잎은 조리해서 먹는다. 씨앗은 날것으로 먹거나 볶아서 먹고 땅콩오일이나 분말을 만들어 땅콩버터 등 다양한 제품을 만든다.

| 약성과 효능 |

씨앗(땅콩)의 주성분은 단백질, 지방, 비타민 A이다. 각종 염증, 임질, 변통에 효능이 있고 혈우병 예방에 효과가 있다. 오랫동안 묵히거나 곰팡이가 있는 오염된 땅콩은 독성이 강하므로 식용을 피하거나 볶아서 먹는다.

| 번식 |

9월 말에 종자를 수확한다. 12시간 동안 따뜻한 물에 담가두었다가 5월경에 파종한다. 기본적으로 비닐피복 재배를 해야 한다.

| 키우기 |

1 충청 이남 지방의 밭에서 흔히 재배한다.
2 전형적인 양지식물이다.
3 좀 부식질의 사질 토양을 좋아하고 산성 토양에서 아주 잘 자란다.
4 수분은 보통으로 관리한다.
5 겨울에 월동할 수 없다.

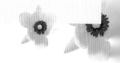

작고 귀여운 꽃

가는장구채 꽃

석죽과 한해살이풀 *Silene seoulensis* 50cm

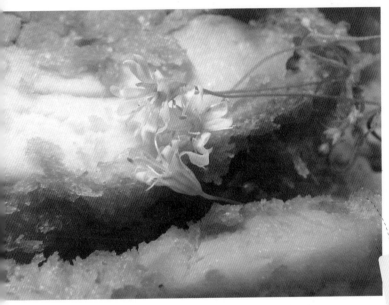

가는장구채 도감

우리나라와 백두산 북부 중국 일대에서 자생한다. 우리나라에서는 특산식물로 취급하므로 식용 목적이라면 키워서 먹는다.

우리나라 전국에서 자라지만 주로 남부지방에서 많이 볼 수 있다.

줄기는 높이 50cm 내외이고 줄기가 약해 누워자라는 경

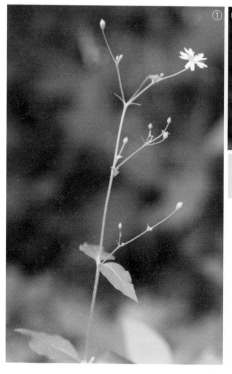
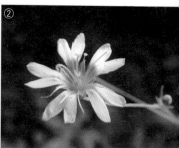

① 가는장구채 전초
② 가는장구채 꽃

향이 있다. 잎은 마주나
고 짧은 잎자루가 있다.

꽃은 7~8월에 취산
화서로 달린다. 꽃의 지
름은 1.2cm 정도이고
꽃잎은 5개, 수술은 10
개, 암술대는 3개이다. 열매는 난상 구형이고 9~10월에 익
는다.

꽃의 맛

꽃은 싱싱한 식미가 있지만 꽃받침은 매우 쓰다.

| 먹는 방법 |

약용 및 독성 여부가 밝혀지지 않은 식물이다. 비슷한 식물인 장구채
에서 독성이 아직 발견되지 않았으므로 그에 준하게 취급한다.
꽃은 싱싱한 식미가 있지만 거의 아무런 맛이 나지 않는다. 꽃받침과
함께 씹으면 매우 쓴 맛이 난다.
식용보다는 요리 장식용으로 사용한다.

| 약성과 효능 |

알려진 약성 정보가 없다.

| 번식 |

줄기의 마디 부분을 잘라 심는다.

| 키우기 |

1 숲 속 응달에서 7~8월에 꽃이 핀 것을 볼 수 있다.
2 전형적인 음지성 식물이다.
3 촉촉한 부식질 토양에서 잘 자란다.
4 수분은 보통으로 관수한다.
5 겨울에 노지에서 월동한다.

백일해, 관절염에 효능이 있는
달맞이꽃

바늘꽃과 두해살이풀 *Oenothera biennis* 50~200cm

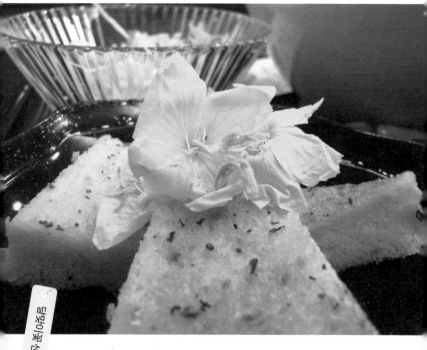

달맞이꽃 샌드위치

남미원산의 외래종 식물인 달맞이꽃은 번식력이 뛰어나 우리나라 전국에서 흔히 볼 수 있다. 주로 개울가, 강가, 바닷가, 황무지, 풀밭, 빈터에서 자란다.

낮에는 꽃잎을 닫고 밤에 꽃잎이 벌어지기 때문에 달맞이 꽃이라는 이름이 붙었다.

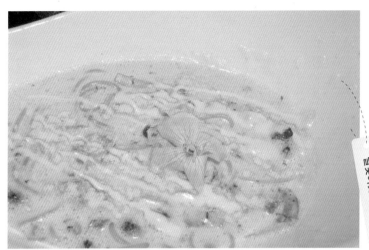

달맞이꽃 스파게티

줄기는 높이 2m 정도까지 자라고 줄기의 잎은 어긋난다.

잎은 넓은 선형이고 길이는 5~15cm 정도이며 잎자루가 없다.

꽃은 7~8월에 잎겨드랑이에서 1송이씩 달리고 꽃잎은 4개, 수술은 8개, 암술대는 4개로 갈라진다.

열매는 긴 곤봉 모양, 길이 2~3cm 정도이고, 가을에 4개로 갈라진다. 열매껍질을 벗기면 아주 작은 씨앗이 보인다. 씨앗이 아주 작기 때문에 씨앗 채취 작업

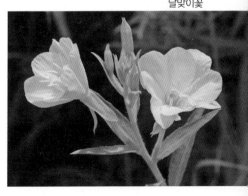
달맞이꽃

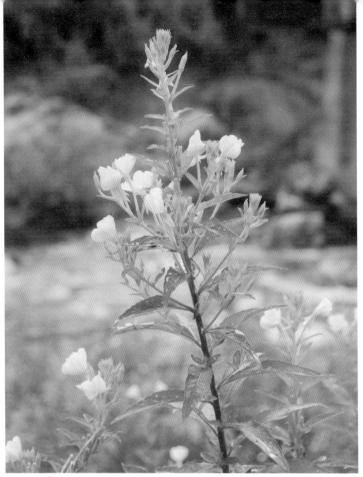

달맞이꽃 전초

이 굉장히 어려운 편이다.

　달맞이꽃은 비록 외래종 식물이지만 식용 및 약용에서 안정성이 입증된 식물이라 할 수 있다.

꽃의 맛

전통적인 먹는 꽃으로 유명하다. 쓴 맛이 없고 조금 달달하지만 다소 맹한 맛에 가깝다. 꽃밥이 송글송글 씹히고 꽃잎이 매우 부드러운 것이 특징이다. 꽃잎과 꽃밥에서 약간의 지방산 풍미가 느껴진다. 수확한 꽃은 상온에서 1시간 정도면 시들어 버리므로 요리할 때마다 수확해 사용한다.

| 먹는 방법 |

7~8월에 꽃을 채취한다. 날것으로 먹거나 샐러드로 먹는다. 비빔밥으로 먹는다. 수프나 스파게티 같은 국물 요리에 넣어 먹는 것이 가장 맛있다. 어린 잎과 뿌리는 조리해 먹는다.
감마 리놀렌산이 풍부한 씨앗은 지방 보충제로 식용한다. 잘 건조시킨 뿌리를 차로 우려 마시면 비만 예방에 효능이 있다.

| 약성과 효능 |

꽃, 잎, 줄기껍질, 뿌리를 약용한다. 씨앗을 압착한 달맞이유는 약용하거나 외용한다. 백일해, 관절염, 술에 의한 간 손상, 피부습진, 여드름, 비만 예방에 복용한다.
꽃줄기를 분말로 만들어 붉은 얼굴이나 붉은 피부에 바르면 효능이 있으므로 피부 관련 화장품의 원료가 되기도 한다. 달맞이유의 성분은 불포화지방산이므로 식용에 문제점이 없다.

| 번식 |

늦봄부터 초여름 사이에 씨앗을 파종한다.

| 키우기 |

1 가을에 씨앗을 채취한다.
2 양지에서 잘 자란다.
3 물빠짐이 좋은 약간 건조한 사질 토양이나 점질 토양에서 자란다.
4 수분은 보통으로 공급한다.
5 겨울에 노지에서 월동한다.

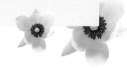

부인병, 진해, 알레르기에 효능이 있는

하늘말나리 & 땅나리 꽃

백합과 여러해살이풀 *Lilium tsingtauense* 1m

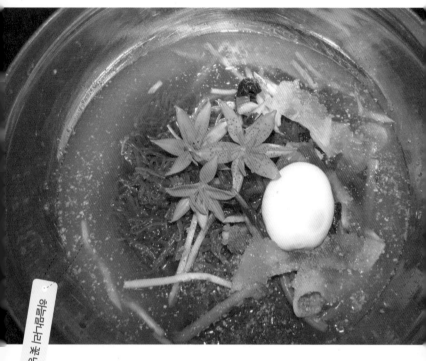

하늘말나리 꽃요리

우리나라 토종 나리 꽃은 '참나리', '말나리', '중나리', '땅나리', '하늘말나리', '섬말나리' 등이 있다.

이들 나리 꽃들은 알려진 독성이 없으므로 꽃의 식용이 가능하다. 그러나 꽃의 맛과 식감이 별로 좋지 않으므로 요리의 장식 꽃으로 사용하는 것이 좋다.

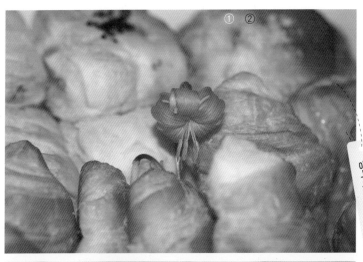

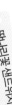
땅나리꽃 크로와상

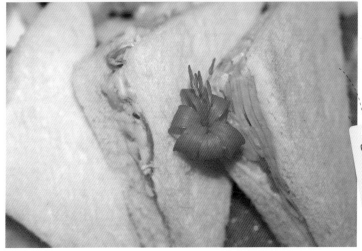
땅나리꽃 샌드위치

꽃의 크기가 작은 '땅나리'와 '하늘말나리' 종류가 요리
장식 꽃으로 안성맞춤이다.

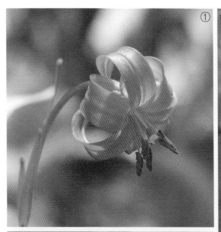

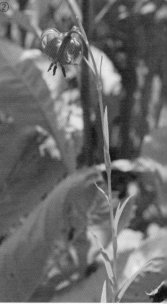

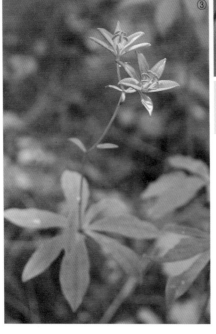

① 땅나리 꽃
② 땅나리 전초
③ 하늘말나리 전초

　하늘말나리는 전국
의 숲 속에서 흔히 볼
수 있다. 줄기 아래쪽
잎이 풍차처럼 둥글게
달리고, 꽃이 하늘을
보고 자라는 것이 특
징이다.

꽃의 맛

나리 꽃의 꽃잎은 공통적으로 육질이 매우 두툼해 씹는 맛이 있다. 약간 달달한 맛, 조금 부석부석한 맛, 잘 익은 감 껍질을 씹는 맛이 나기도 한다. 이런 맛들이 혼합되어 잡맛처럼 느껴진다. 큰 꽃이 피는 나리 꽃일수록 잡맛이 상대적으로 많다. 작은 꽃이 피는 나리 꽃은 달달한 맛이 조금 더 많다. 나리 꽃 중에서는 하늘말나리 꽃이 비교적 맛있지만 비위가 약한 사람들은 식용이 불가능하므로 요리 장식용으로 사용한다.

먹는 방법

7~8월에 꽃을 채취한다. 잎이 넓은 품종인 하늘말나리와 섬말나리 꽃이 그 중 괜찮은 맛을 보여주므로 이들 꽃들을 덖음하여 차로 음용한다. 차의 색상과 향은 좋으나 맛이 매우 독특할 수도 있다. 풍부한 전분의 알뿌리는 감자처럼 조리해 먹거나 쪄 먹는다.

약성과 효능

민간에서 뿌리를 약용한다. 부인병, 진해, 알레르기에 사용한다.

번식

9~10월에 종자를 채취하여 즉시 파종한다. 분구로는 번식이 잘 되지 않는다.

키우기

1 야생화 전문 꽃집에서 하늘말나리 모종을 구입한다.
2 대부분의 나리 꽃은 양지를 선호하지만 하늘말나리는 반음지에서 잘 자란다.
3 비옥한 사질 토양을 좋아한다.
4 수분은 보통으로 관수한다.
5 겨울에 노지에서 월동한다.

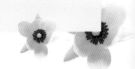

고혈압, 대하에 효능이 있는

참나물 & 미나리 꽃

산형과 여러해살이풀 *Pimpinella brachycarpa* 50~80m

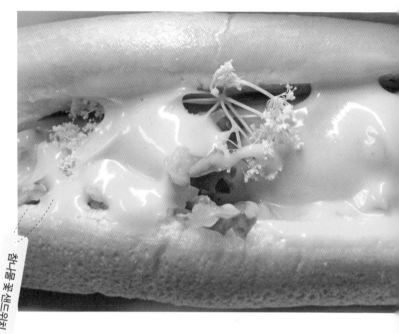

잎을 나물이나 생채, 쌈으로 먹는 유명한 야생화이다.

원줄기는 높이 80cm 내외로 자란다. 뿌리잎은 길며 줄기
잎은 짧아지고 밑부분이 원줄기를 감싼다.

잎은 3개의 작은 잎이 3출엽으로 달린다. 각각의 작은 잎
은 난형이고 가장자리에 톱니가 있다.

참나물은 꽃 모양이 비슷한 식물이 많고 그 중에는 독초도

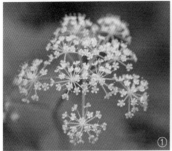
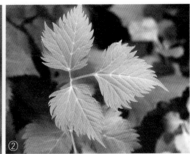

① 참나물 꽃
② 참나물의 3출엽 잎
③ 참나물 전초

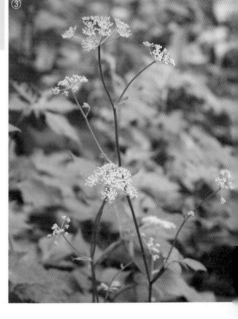

많이 있다. 그러므로 깊은 산에서 야생 참나물을 찾고 싶다면 반드시 잎 모양이 3출엽인지 확인해야 한다.

꽃은 6~8월에 흰색으로 복산형화서로 달린다. 자잘한 꽃 13개 정도가 모여 하나의 산형화서를 이루고, 이 산형화서 10개가 모여 복산형화서를 이룬다.

자잘한 꽃은 꽃받침이 삼각형이고 꽃잎은 5개, 수술도 5개이다. 꽃을 식용할 경우 복산형화서를 통째로 식용한다.

열매는 9~10월에 성숙하고 편평한 타원형이며, 길이

2~3mm 정도이다.

　야생 참나물은 깊은 산 해발 500~1000m 사이에서 독자 생존하는 경우가 많다.

　참고로, 산형과 식물 중에서 참나물처럼 꽃의 식용이 가능한 식물은 여러 가지가 있다. 어수리, 미나리, 바디나물 등은 식용이 가능하지만 지리강활은 독초이므로 식용할 수 없다.

　어수리는 꽃잎과 잎을 보면 쉽게 알 수 있다. 꽃잎의 식감은 매우 부드럽고 맛은 쓰고 시큼하다. 요리의 장식 꽃으로 좋다.

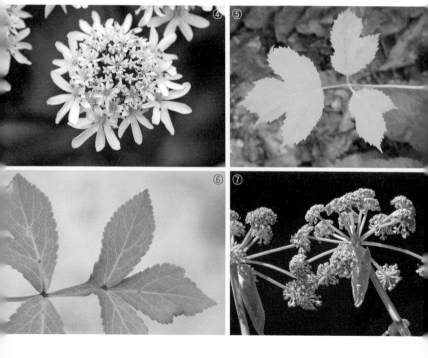

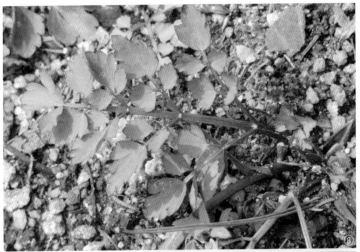

④ 어수리 꽃
⑤ 어수리 잎
⑥ 바디나물 잎
⑦ 바디나물 꽃
⑧ 미나리 어린 잎
⑨ 미나리 꽃

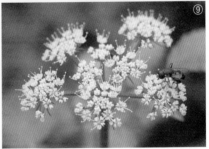

바디나물은 꽃과 잎
을 보면 다른 독초와
구별할 수 있다. 꽃은 떱떠름하고 약간 매운 것이 특징이다.
가정에서 먹는 미나리나물의 꽃을 씹어 보면 상큼한 미나리
향이 잎 안에서 번진다.

모두 여름 꽃이므로 날벌레가 있는지 확인하고 깨끗이 세
척한 꽃을 식용한다.

꽃의 맛

참나물의 꽃은 참나물 잎과 같은 맛이다. 싱싱하고 아삭하고 쌉싸래하고 시큼하다.

| 먹는 방법 |

6~8월에 꽃을 채취한다. 날것으로 먹거나 샐러드, 비빔밥, 샌드위치에 넣어 먹는다. 대표적인 여름 꽃이므로 날벌레가 있는지 확인하고 차가운 물에 세척한 뒤 식용한다.

| 약성과 효능 |

참나물의 전초를 약용한다. 신경통, 지혈, 고혈압, 대하에 효능이 있거나 예방할 수 있다.

| 번식 |

9~10월에 종자를 채취한 뒤 습기찬 서늘한 장소에 보관한 뒤 이듬해 4~5월에 파종한다. 포기나누기로도 번식할 수 있다.

| 키우기 |

1 9~10월에 성숙한 종자를 채취한다.
2 양지에서 잘 자란다.
3 축축한 비옥토를 선호한다.
4 수분은 보통으로 조금 촉촉하게 관수한다.
5 겨울에 노지에서 월동한다.

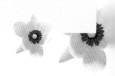

지혈, 결핵, 두통에 효능이 있는
짚신나물
장미과 여러해살이풀 *Agrimonia pilosa* 30~150cm

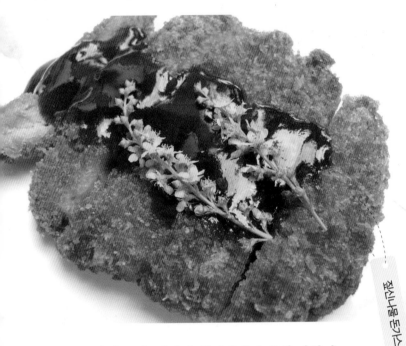

짚신나물 도가스

전국의 산야와 높은 산의 초원지대에서 흔히 자란다.

줄기는 높이 1.5m 정도로 자라고 잎은 홀수깃털겹잎이다.
작은 잎은 3~7개이고 작은 잎 사이에는 끼여 있는 잎이 있
다. 잎의 길이는 3~6cm 정도이고 가장자리에 톱니가 있고
양면에 털이 보송보송하게 많다.

꽃은 6~8월 사이에 피며 오랫동안 유지되고, 수상화서로

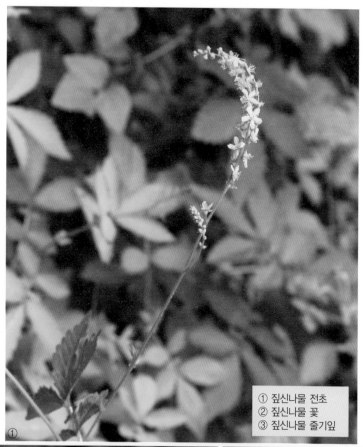

① 짚신나물 전초
② 짚신나물 꽃
③ 짚신나물 줄기잎

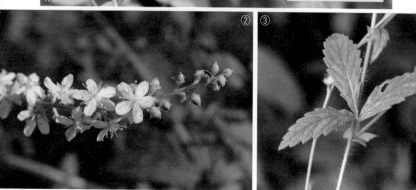

자잘한 꽃이 많이 달린다. 수상화서의 길이는 10~20cm 정도이고 부드럽기 때문에 고개를 숙이고 있는 경우가 많다.

꽃의 지름은 1cm 정도이고 꽃잎은 5개, 수술은 12개, 꽃받침통 밑에는 갈고리 모양의 털이 있어 옷에 잘 달라붙는다.

열매는 8~9월에 성숙하며, 거꾸로 된 원추형이고 세로 능선이 있다. 열매에도 갈고리 모양의 가시가 있어 옷에 잘 달라붙는다.

꽃자루와 줄기가 만나는 곳에 있는 턱잎 모양에 따라 '짚신나물' 과 '산짚신나물' 을 구별한다.

집신나물의 턱잎은 반달형이고 한쪽으로 큰 톱니가 있다.

산짚신나물의 턱잎은 크기가 크고 가장자리에 불규칙한 톱니가 있다.

꽃의 맛

얇고 부드러운 식감이다. 때때로 꽃의 맛이 맹한 경우도 있지만 8월말의 잘 성숙한 꽃은 달달하고 먹을 만하다. 뒷맛은 조금 쓰지만 소스에 찍어 먹으면 쓴 맛이 느껴지지 않는다.

| 먹는 방법 |
7~8월에 꽃을 채취한다. 날것으로 먹거나 샐러드로 먹는다. 쓴 맛이 거의 없으므로 소스를 뿌린 뒤 화서(꽃줄기)를 통째로 생채 먹듯 섭취한다. 여름 꽃이므로 차가운 물에 세척한 뒤 식용한다.

| 약성과 효능 |
꽃이 핀 뒤의 전초를 수확하여 햇볕에 말린 다음 달여 먹는다. 지혈 효능이 탁월하다. 토혈, 객혈, 혈뇨, 혈변, 결핵, 설사, 복통, 인후염, 두통, 이뇨, 기침, 감기, 무월경 등에 효능이 있다.

| 번식 |
종자

| 키우기 |
1 산과 들판에서 흔히 자라므로 8~9월에 씨앗을 채취한다.
2 양지에서 잘 자란다.
3 토양을 가리지 않는다.
4 수분은 보통으로 관수한다.
5 겨울에 노지에서 월동한다.

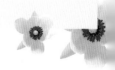

복통, 해독에 효능이 있는

모싯대 꽃

초롱꽃과 여러해살이풀 *Adenophora remotiflora* 40~100cm

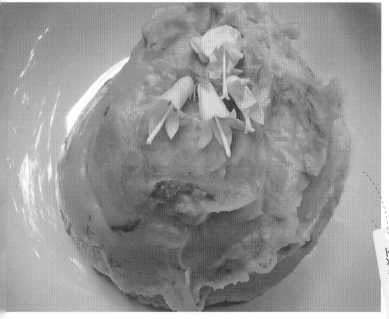

모싯대 호박샐러드

　높은 산의 숲 속 음지에서 독자생존하거나 2~3그루가 같이 자란다. 저지대 풀밭에서도 자생했던 것으로 추정되지만 요즘은 높은 산으로 올라가야만 볼 수 있다.

　줄기는 높이 1m 내외로 자라고 줄기 잎은 어긋나게 달린다. 아래쪽 잎은 잎자루가 길고 위로 올라갈수록 짧아진다.

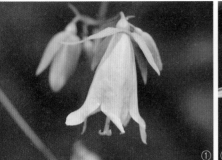
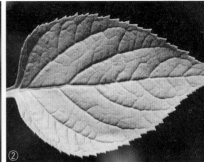

① ②

① 모싯대 꽃
② 모싯대 잎
③ 모싯대 전초

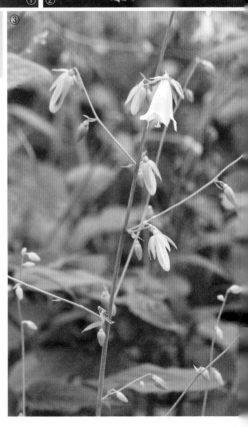

③

잎의 모양은 심장형
이거나 난형이고 길
이 5~20cm, 잎 가장
자리에 날카로운 톱
니가 있다.

꽃은 8~9월에 엉
성한 원추화서로 달
리고 자주색이지만
응달에서 자랄 경우
연한 자주색일 경우
도 있다.

꽃받침은 5개로 갈

라지고 꽃의 길이는 2~3cm, 끝부분이 5개로 갈라진 뒤 꽃
잎처럼 벌어진다.

　수술은 5개, 암술은 1개이고, 암술머리는 3개로 갈라진다.

　열매는 타원형이고 9월에 성숙한다.

　비슷한 식물로는 꽃이 총상화서로 달리는 '도라지모싯대',
울릉도에서 자생하는 '선모싯대'가 있다.

꽃의 맛

모싯대의 꽃잎은 말랑말랑한 식미가 있고 대체적으로 맹맹한 맛이 난다. 도라지모싯대의 꽃잎은 쓰고 시큼한 경우가 많다. 때때로 희미하게 도라지 향미가 나는 경우도 있다.

| 먹는 방법 |

8~9월에 꽃을 채취한다. 날것으로 먹거나 샐러드, 비빔밥으로 먹는다. 수프에 넣어 먹는다. 2~3cm 길이의 꽃은 크기가 적당하기 때문에 각종 요리의 장식용으로도 안성맞춤이다. 여름 꽃이므로 깨끗하게 세척한 뒤 사용한다.

| 약성과 효능 |

뿌리를 3~8g 달여 먹는다. 복통, 해독, 벌레물린 상처 등에 효능이 있다.

| 번식 |

9월에 종자를 채취한 뒤 바로 파종한다. 포기나누기로도 번식할 수 있다.

| 키우기 |

1 깊은 산의 응달에서 흔히 자란다. 9월에 종자를 채취한다.
2 반그늘을 좋아한다.
3 비옥한 토양에서 잘 자란다.
4 수분은 보통으로 관수한다.
5 겨울에 노지에서 월동한다.

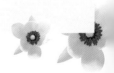

기침, 해독 작용에 효능이 있는

잔대 꽃

초롱꽃과 여러해살이풀 *Adenophora triphylla* 40~120m

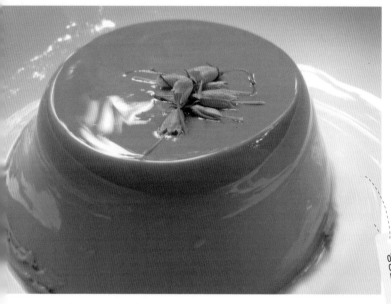

충청전남네 꽃 푸딩

　모싯대와 비슷하지만 꽃의 크기가 모싯대의 절반 정도이다. 또한 모싯대 잎은 긴 잎자루가 있지만 잔대 잎은 잎자루가 없거나 잎자루가 짧다. 이런 점을 염두에 둔다면 모싯대와 쉽게 구별할 수 있다.

　'잔대'의 꽃은 모싯대와 마찬가지로 엉성한 원추화서로 달린다. 꽃의 길이는 1.2~2cm 정도이고 연한 꿀샘과 희미한

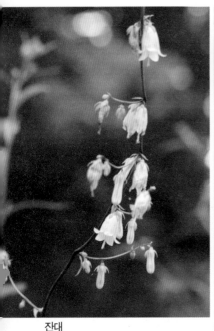

잔대

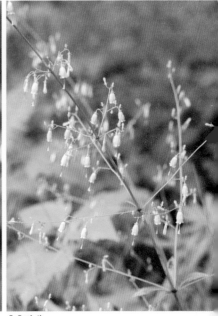

층층잔대

쓴 맛이 난다. '층층잔대'는 꽃줄기가 돌려서 나고 길이
1~2cm 정도의 작은 꽃이 달린다.

　잔대류의 꽃은 7~9월에 피고 대개 맛이 강하지 않고 순하
디 순하다. 그나마 층층잔대 꽃이 조금 더 강하다. 꽃은 샐러
드로 먹는다.

거담, 진해에 약용하는

초롱꽃 & 섬초롱꽃

초롱꽃과 여러해살이풀 *Campanula punctata* 40~100m

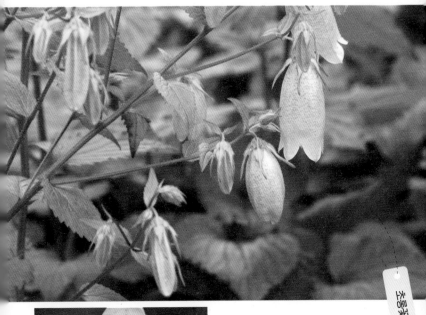

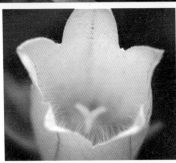

초롱꽃의 안쪽 모습

6~8월에 꽃이 피는 초롱꽃은 산의 저지대에서 흔히 자란다. 원예종이 많이 보급되어 가정집 화단에서도 흔히 볼 수 있다.

'초롱꽃' 은 줄기와 꽃받

침 뒤에 털이 많다. 울릉도에서 자생하는 '섬초롱꽃'은 줄기와 꽃받침 뒤에 털이 거의 없으므로 털의 유무를 보고 두 식물을 구별할 수 있다.

꽃의 크기는 길이 4~8cm 정도이므로 비교적 큰 꽃이 달린다.

꽃의 맛

오래 전부터 식용해 온 식용 꽃 중 하나이다. 꽃잎의 식감은 말랑말랑하거나 아삭아삭하며 쫀득쫀득하기도 하고 희미한 쓴 맛이 있다. 날것보다는 익혀서 먹는 꽃으로 유명하다.

| 먹는 방법 |

6~8월에 꽃을 채취한다. 날것으로 먹으면 양념이 안 되어 있기 때문에 특이한 식감만 느껴질 뿐 맛이 별로 없다. 날것으로 먹을 때는 샐러드용 소스에 찍어 먹는다. 꽃이 크기 때문에 수프에 넣어 먹으면 건더기를 씹는 식감이 있다.

다른 채소류와 볶아서 먹기도 하는데 간을 세게 해도 나름대로 괜찮다. 대표적인 여름 꽃이므로 꽃 안에 날벌레가 있는지 확인한다. 차가운 물에 깨끗하게 세척한 뒤 식용한다. 어린 잎은 나물이나 샐러드로 섭취한다.

| 약성과 효능 |

거담, 진해에 약용하기도 한다.

| 번식 |

종자 또는 포기나누기

| 키우기 |

1 꽃집에서 토종 초롱꽃 모종을 구입한다.
2 양지에서 잘 자란다.
3 촉촉하고 비옥한 점질 토양, 중성, 알칼리성 토양에서 잘 자란다.
4 수분은 보통으로 관수한다.
5 겨울에 노지에서 월동한다.

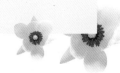

거담, 고혈압, 당뇨에 효능이 있는

도라지 꽃

초롱꽃과 여러해살이풀 *Platycodon grandiflorus* 1m

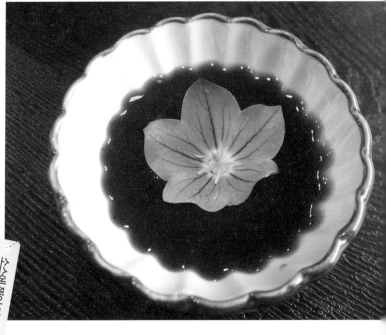

　우리나라 전국의 산에서 자란다. 가정집이나 시골 농가에서 꽃을 보기 위해 흔히 키운다.

　줄기는 높이 1m 내외로 자라고 쓰러지는 경향이 있으므로 지주대가 필요하다. 줄기 아랫잎은 마주나고 상단잎은 어긋나거나 3개의 잎이 돌려난다. 잎에는 잎자루가 없고, 길이

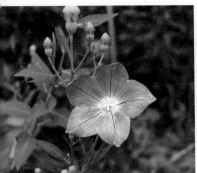

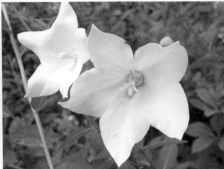

도라지 꽃   백도라지 꽃

4~7cm, 가장자리에 날카로운 톱니가 있다.

　꽃은 7~8월에 하늘색이나 흰색으로 핀다. 꽃은 종 모양이고 지름 5cm 정도이고 끝부분이 5개로 갈라진다. 수술은 5개, 암술은 1개이고 암술대의 끝이 5개로 갈라진다.

꽃의 맛

잎이 두텁기 때문에 씹는 맛이 있다. 조금 달달하고 도라지 향이 난다. 가운데 암수 아래의 흰 즙은 쓰고 쌉싸래하다. 날것으로 먹어도 맛있다.

먹는 방법

7~8월에 꽃을 채취한다. 개미가 좋아하므로 꽃 안쪽에 날벌레가 있는지 반드시 확인한다. 깨끗이 세척한 후 식용한다. 날것으로 먹거나 샐러드, 비빔밥으로 먹는다. 수프에 넣어 먹거나 조리해서 먹는다. 우리가 즐겨 먹는 도라지 뿌리에는 약간의 독성이 있을 수 있다고 보고된 바 있다. 그러므로 꽃을 날것으로 먹을 경우 소량 섭취를 원칙으로 한다.

약성과 효능

봄과 가을에 도라지 뿌리를 채취해 잘 건조시킨 뒤 3g을 달여서 복용한다. 거담, 인후통, 가래, 감기, 늑막염, 폐농양, 고혈압, 당뇨, 해수, 이질복통, 수종, 강장, 배농에 효능이 있다.

번식

종자(3~4월) 또는 포기나누기

키우기

1 꽃집에서 도라지 모종을 구입한다.
2 양지에서 잘 자란다.
3 토양을 가리지 않으나 사질 토양에서 잘 자란다.
4 수분은 보통으로 관수한다.
5 겨울에 노지에서 월동한다.

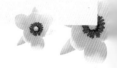

자양강장, 토혈에 효능이 있는

맥문동 꽃

백합과 여러해살이풀 *Liriope muscari* 30~50cm

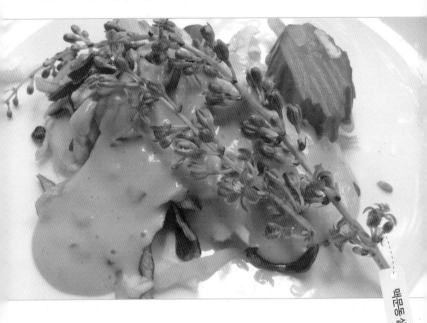

맥문동 샐러드

산지의 나무 그늘에서 자생한다. 경사진 사면지나 나무 밑에 즐겨 심기 때문에 동네 공원에서도 흔하게 볼 수 있다.

줄기는 없고 뿌리에서 줄 모양의 잎이 무리지어 올라온다. 잎은 길이 30~50cm, 너비 8~12mm 정도이고 끝이 뾰족하거나 뭉툭하다. 잎의 표면에는 11~15개의 맥이 있다. 언뜻 보면 잎 모양이 길고 넓은 잔디 잎처럼 보인다.

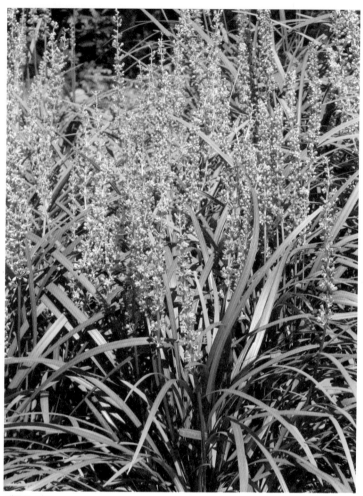

맥문동 전초

　여름이 되면 높이 30~50cm의 긴 꽃대가 올라온다. 꽃은
보라색이고 7~8월에 꽃대 주위로 3~5개씩 마디마다 달린
다. 꽃이 달려 있는 화서의 길이는 약 8~12cm 정도이다.

　꽃의 크기는 지름 1cm 정도이고, 꽃잎처럼 보이는 화피열

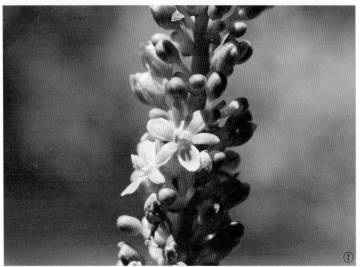

① 맥문동 꽃
② 맥문동 열매

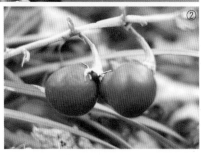

편은 6개, 수술도 6개, 암술대는 1개이다.

비슷한 품종으로는 잎이 작고 7~11맥이 있는 '개맥문동', 큰 흰색 꽃이 피는 '맥문아재비'가 있다. 개맥문동 꽃은 맥문동 꽃과 비슷하지만 흰색이거나 보라색 꽃이 피고, 맥문아재비는 전혀 다른 모양의 꽃이 핀다.

열매는 9~10월에 흑자색으로 익고 지름 7mm 정도의 구슬 모양이다.

꽃의 맛

싱싱하고 아삭하고 담백하다. 조금 달달하고 조금 비린 맛도 난다. 소스에 찍어 먹으면 비린 맛이 감쇄된다.

| 먹는 방법 |
7~8월에 꽃을 채취한다. 지면에 붙어 자라는 식물이므로 식용하기 전 깨끗이 세척한다. 꽃줄기를 통째로 식용하거나 샐러드로 먹는다. 싱싱한 꽃을 훑어 차로 마시는데 차의 맛이 담백하다. 뿌리는 조리해 먹는다.

| 약성과 효능 |
건조시킨 뿌리를 약용한다. 자양강장, 객혈, 토혈, 폐에 생긴 농양, 가슴이 답답한 증세 등에 효능이 있다.

| 번식 |
종자 또는 포기나누기

| 키우기 |
1 공원 화단에서 흔히 볼 수 있으므로 10월에 열매를 채취한다. 또는 조경업체나 꽃집에서 모종을 구입한다.
2 양지, 반그늘에서 잘 자라고 밝은 음지에서도 성장이 가능하다.
3 비옥한 토양이나 사질 토양에서 잘 자란다.
4 수분은 보통으로 관리하는데 건조함에도 잘 견딘다.
5 겨울에 노지에서 월동한다.

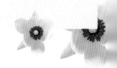

옥잠화 꽃

백합과 여러해살이풀 *Hosta plantaginea* 40~100cm

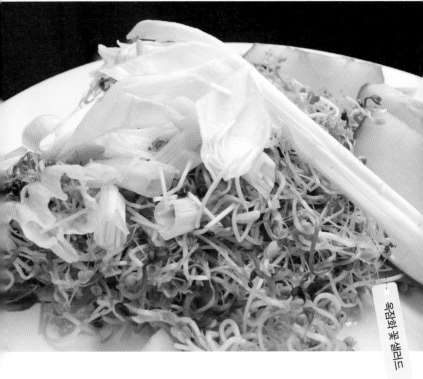

옥잠화 꽃 샐러드

중국원산이며 우리나라에서는 꽃을 보기 위해 심어 기른
다. 달맞이꽃처럼 낮에는 꽃잎을 닫고 밤에 꽃이 활짝 피는
속성이 있다.

줄기는 없고 긴 잎자루가 있는 뿌리잎이 모여서 올라온다.

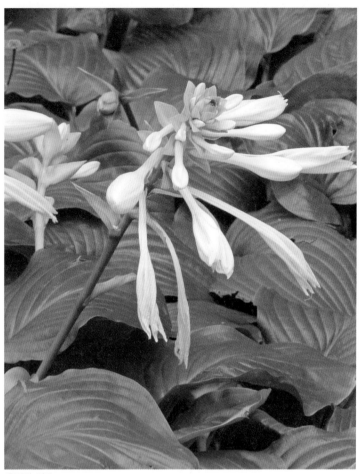

옥잠화 전초

잎의 길이는 15~22cm 정도이고 가장자리에 파도상 톱니가 있고, 잎의 표면에 8~9쌍의 깊은 맥이 있다.

꽃대는 높이 1m 정도로 자라는 경우도 있지만 보통 60cm 정도로 자란다.

흰색의 꽃은 총상화서로 달리고 꽃의 길이는 10cm 정도이

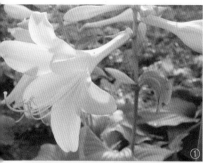
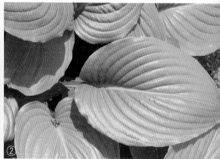
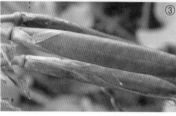

① 활짝 핀 옥잠화 꽃
② 옥잠화 잎
③ 열매

다. 수술은 6개, 암술은 1개이다. 열매는 10월에 익고 삼각 꼴 형태의 원주형이다. 열매의 길이는 7cm 정도이고 종자에 날개가 있다.

옥잠화는 중국의 해발 2,200m 고산에서도 자생지가 있지 만 바닷가에서도 흔히 자란다.

일본에도 자생지가 있지만 우리나라에는 자생지가 없는 것으로 알려져 있다.

옥잠화란 꽃의 생김새가, 선녀가 흘린 옥비녀 같다고 해서 이름붙었다.

꽃의 맛

꽃잎이 얇고 조금 달달하고 조금 아삭하다. 꽃 향기가 매우 강하다. 이 종류의 식물인 비비추와 달리 비린 맛이 거의 없다. 예로부터 먹어온 유명한 식용 꽃이다.

먹는 방법

7~8월에 꽃을 채취한다. 꽃이 크기 때문에 잘게 썰어 샐러드로 먹거나 비빔밥으로 먹는다. 그늘에서 건조시킨 꽃잎은 차로 마시는데 향이 매우 진하다. Host(백합류) 품종 중 몇몇은 뿌리가 유독한 품종도 있으므로 이 꽃을 날것으로 먹을 때는 소량 섭취를 원칙으로 한다. 날것으로 식용할 경우 보통 꽃 1송이를 썰어 샐러드에 넣는데 꽃 향기가 향수처럼 잎 안에서 환하게 번진다.

약성과 효능

꽃, 잎, 뿌리를 약용한다. 인후통, 해독, 지혈에 효능이 있다. 꽃에는 항암 성분이 있는 것으로 최근 연구되었다.

번식

종자는 봄철에 밝은 그늘에 파종한다. 포기나누기로도 번식할 수 있다.

키우기

1 꽃집에서 옥잠화 모종을 구입한다.
2 양지, 반그늘, 음지에서 자란다.
3 부식질의 비옥한 점질 토양에서 잘 자란다.
4 수분은 보통으로 공급한다.
5 겨울에 노지에서 월동한다.

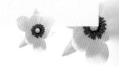

신장결석, 카타르성 염증 치료약

미역취 꽃

국화과 여러해살이풀 *Solidago virgaurea* 40~80cm

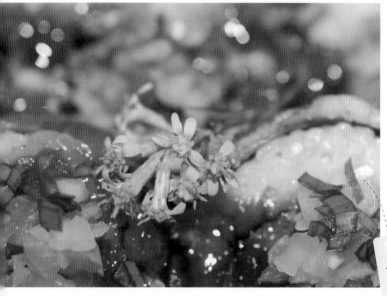

미역취 요리

    국화과 식물들은 날것으로 먹을 수 없을 정도로 꽃잎이 쓴 경우가 많다. 쓴 맛 꽃인 국화과 꽃 중에서 아무래도 날것으로 먹을 수 있는 꽃은 미역취를 손꼽을 수 있을 것이다. 아마도 이 식물의 꽃이 다른 국화과 식물에 비해 작고 앙증맞기 때문이 아닐까?

    꽃의 크기가 작은 만큼 꽃에서도 쓴 맛이 상대적으로 덜하

여름·가을 꽃 먹기 **87**

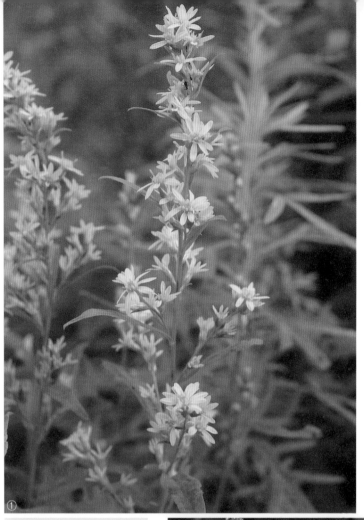

① 대암산의 미역취
② 미국미역취

다. 그러므로 여러 요리에 곁들어 먹어 보는 것도 생각해 볼 만하다.

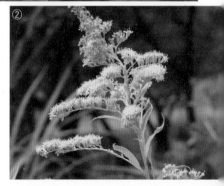

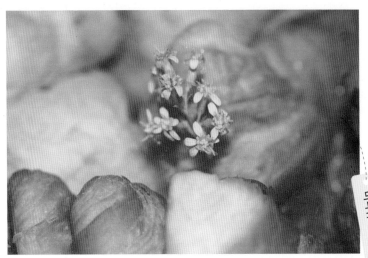

미역취와 크로와상

미역취는 높이 80cm 정도로 자란다. 국내의 높은 산 풀밭에서 늦여름부터 초가을 사이에 흔히 보인다.

뿌리에서 뭉쳐 올라온 잎은 일찍 쓰러지고 줄기잎은 길이 7~9cm, 가장자리에 뾰족한 톱니가 있다. 줄기 잎은 위로 올라갈수록 긴 피침형이 되고 하단 줄기잎의 잎자루에는 날개가 있다.

꽃은 7~10월에 피고 지름 1.5cm 정도이다. 꽃잎은 여러 개이고 꽃의 중앙에는 대롱 모양의 관상화가 있다.

국화 차처럼 우려낸 티는 서양의 허브연구가들이 신장결석, 카타르성 염증 치료 목적으로 지금도 먹는다. 별로 반갑지 않은 외래종 식물인 미국미역취 꽃도 이와 같은 방식으로 약용 혹은 음용할 수 있다.

미국미역취도 꽃의 맛이 비교적 쓰지만 조금 단맛이 가미되어 있다.

미역취는 무당벌레와 꽃등에에게 인기가 많다. 이들 날벌레들은 정원의 작은 해충을 잡아먹고 살기 때문에 모조건 쫓아낼 일은 아니다.

꽃의 맛

꽃을 통째로 씹으면 쓰고 텁텁한 맛이 느껴진다.
국화과의 꽃 중에서 비교적 쓴 맛이 적은 편이다.

| 먹는 방법 |

7~10월에 꽃을 채취한다. 꽃의 쓴 맛은 잎 안을 살균하는 듯한 느낌을 준다. 샐러드로 먹을 때 소스에 찍어 먹는 것이 좋다.
잘 건조시킨 꽃은 차로 마신다. 육류나 어류 요리에 조금씩 곁들여 장식 꽃이나 식용 꽃으로 사용할 만하다. 한 송이만 먹어도 톡 쏘는 쓴 맛이 난다. 잎과 꽃은 예로부터 노란색 염료를 추출할 수 있는 재료로 사용되었다.

| 약성과 효능 |

전초에 Phenol, Tannin, Saponin, Flavonoid 성분이 함유되어 있다. 과거에 유럽, 아랍, 우리나라에서 신장결석, 방광염, 비뇨기, 간염, 항염증, 피부질환, 백일해에 약용한 기록이 있다.
동쪽 먼 나라인 고대 아랍국들은 미역취의 약용 효능을 이용하기 위해 허브식물로 키운 기록이 있다. 약용할 경우 신선한 전초를 달여 먹는다.
잎은 살균, 염증, 아로마, 이뇨, 장염, 발한에 효능이 있고 꽃은 구강 세척이나 목욕제로 활용할 수 있다.

| 번식 |

종자(4월, 10월) 또는 포기나누기

| 키우기 |

1 가을에 높은 산에서 흔히 볼 수 있으므로 10월에 씨앗을 받는다.
2 양지, 반그늘이 좋은 성장 조건이다.
3 비옥한 점질 토양에서 잘 자란다.
4 수분은 보통으로 관수한다.
5 겨울에 노지에서 월동한다.

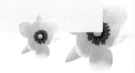

두통, 염증, 해열에 효능이 있는

감국 & 산국 꽃

국화과 여러해살이풀 *Dendranthema indicum* 30~80cm

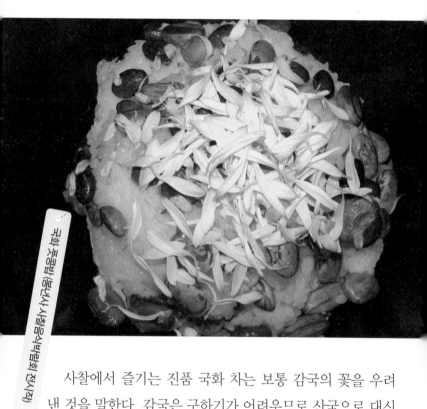

국화 꽃즙밥 (몽산사 사찰음식박람회 전시작)

　사찰에서 즐기는 진품 국화 차는 보통 감국의 꽃을 우려 낸 것을 말한다. 감국은 구하기가 어려우므로 산국으로 대신 하기도 한다.

　요즘은 산에서 자라는 국화과의 모든 꽃을 국화 차로 사용 하고, 원예종 국화 꽃도 국화 차로 사용한다.

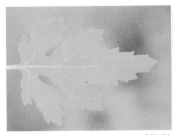
산국 잎

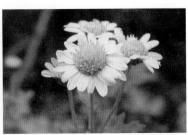
감국 꽃

감국은 양지바른 산기슭에서 자란다. 꽃은 10~11월에 황색으로 피고 꽃의 지름은 2.5cm 정도이다. 산국에 비해 꽃의 크기가 2배 정도 크지만 꽃이 달리는 수량이 적고, 줄기에 비해 꽃이 조금 크다는 느낌이 든다.

산국(Dendranthema boreale)은 농촌의 산야에서 흔히 볼 수 있다. 높이 1~2m 정도로 자라므로 감국에 비해 두 배

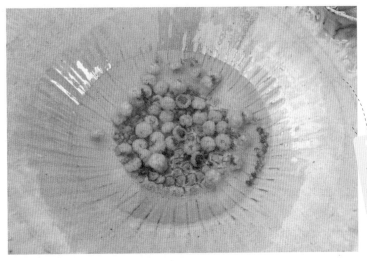

국화차

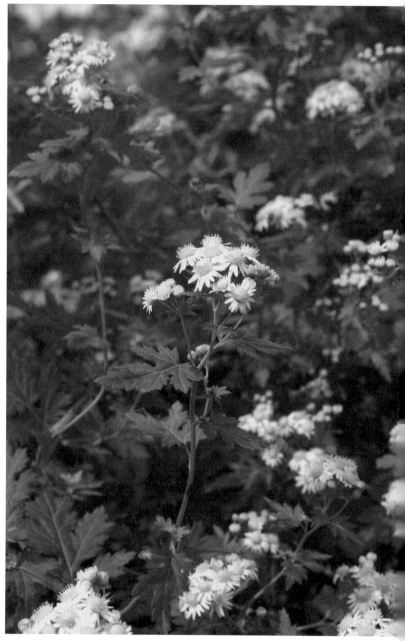

산국

정도 크다.

꽃은 9~10월에 피고, 꽃의 지름은 1.5cm 정도이므로 감국 꽃의 절반 크기이다.

또한 감국에 비해 꽃이 많이 달리므로 이런 점으로 감국과 산국을 구별할 수 있다. 열매는 10~11월에 성숙한다. 산국은 약용으로 즐겨 사용한다.

꽃의 맛

감국과 산국을 포함해 국화과의 꽃들은 꽃잎을 날것으로 먹으면 매우 쓰다. 보통 국화차로 즐기는 것이 좋다.

먹는 방법

9~11월에 꽃을 채취한다. 감국 꽃과 산국 꽃은 생으로 말리면 향이 매우 진하다. 가볍게 김으로 찐 후 말려서 국화차로 음용한다. 꽃을 식초로 절여서 먹는다. 꽃을 덖음하여 차로 마신다. 꽃을 설탕으로 버무려 발효시킨 뒤 차로 사용한다.

꽃잎만 떼어내 식용할 수도 있다. 어린 잎을 차로 마시거나 잎을 덖음하여 차로 마실 수도 있다. 술을 담글 때 향을 내는 용도로 사용할 수도 있다.

약성과 효능

감국 또는 산국의 전초를 약용한다. 두통, 염증, 해열, 건위, 종기, 변비, 습진 등에 효능이 있고 노화방지, 파킨슨병 예방에 효능이 있다.

번식

가을에 채취한 종자를 건조한 장소에 보관했다가 이듬해 봄에 파종한다. 꺾꽂이와 포기나누기도 가능하다.

키우기

1 10~11월에 산에서 감국이나 산국의 씨앗을 받아온다.
2 양지에서 잘 자란다.
3 배수가 잘 되는 비옥한 토양을 좋아한다.
4 수분은 보통으로 관수한다. 약간 건조해도 잘 자란다.
5 겨울에 노지에서 월동한다.

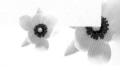

온중(溫中), 소화 촉진에 효능이 있는

구절초 & 벌개미취 꽃

국화과 여러해살이풀 *Dendranthema zawadskii* 50cm

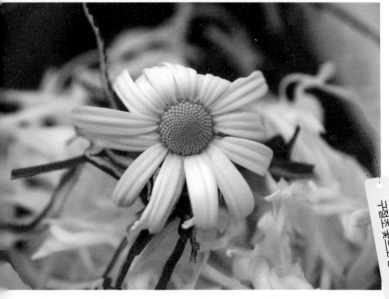

구절초 꽃으로 장식한 샐러드

구절초, 벌개미취, 개미취는 국화차로 먹을 수 있지만 국
화차는 가급적 노란색과 흰색 계통의 꽃이 피는 국화과 식물
을 사용하는 것이 좋다. 요리의 장식 꽃으로도 안성맞춤이므
로 꽃에 날벌레가 있는지 확인하고 사용한다.

구절초는 전국의 산과 들판에서 가을이면 흔히 만날 수 있
다. 꽃은 9~10월에 피고 열매는 11월에 익는다.

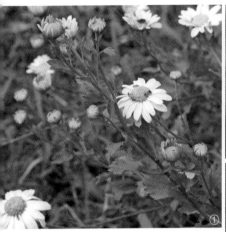

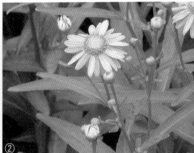

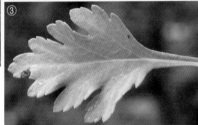

① 구절초
② 벌개미취
③ 구절초 잎

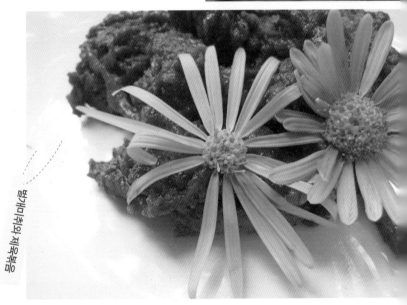

벌개미취와 제웅뿌름

98 약이 되는 꽃 먹기

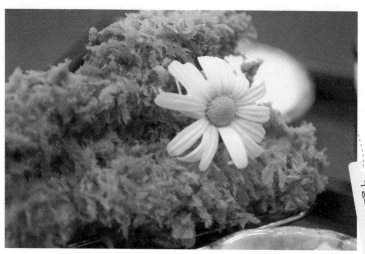

구절초와 새우기스

  우리나라 특산식물인 벌개미취(Aster koraiensis)는 야생화 전문 꽃집에서 모종을 판매하므로 직접 키울 수 있다.

  높이 60cm 내외로 자라고 꽃은 6~10월에, 열매는 10~11월에 결실을 맺는다.

  번식은 종자와 포기나누기로 할 수 있고, 양지에서는 별다른 관리 없이도 매우 잘 자란다.

  벌개미취와 개미취는 산국, 감국, 구절초 꽃에 비해 쓴 맛이 적으므로 꽃잎을 샐러드나 비빔밥으로 식용할 수가 있다.

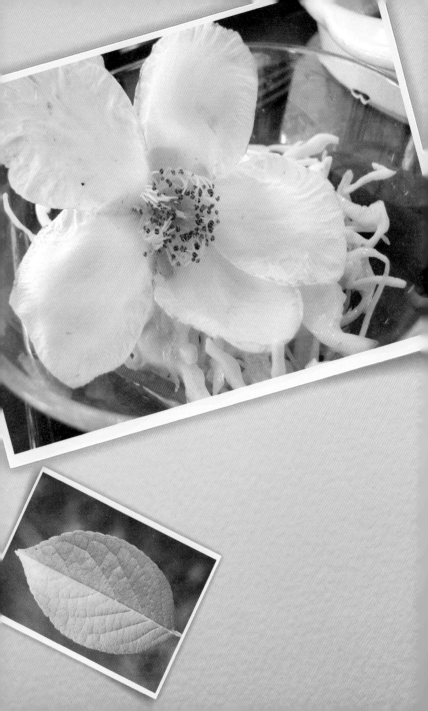

Part **2**

6~11월

여름 · 가을

꽃

나무

먹기

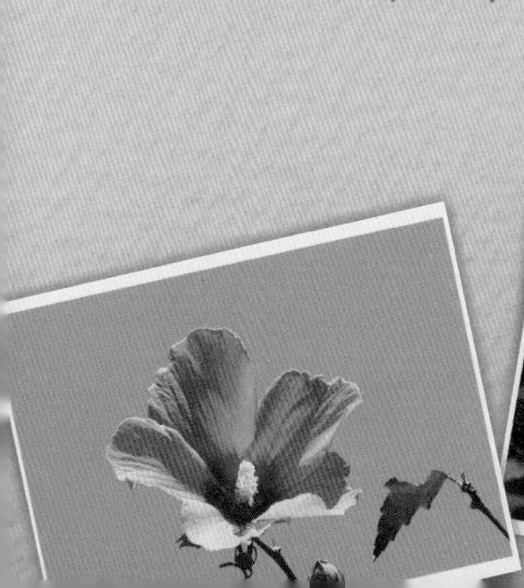

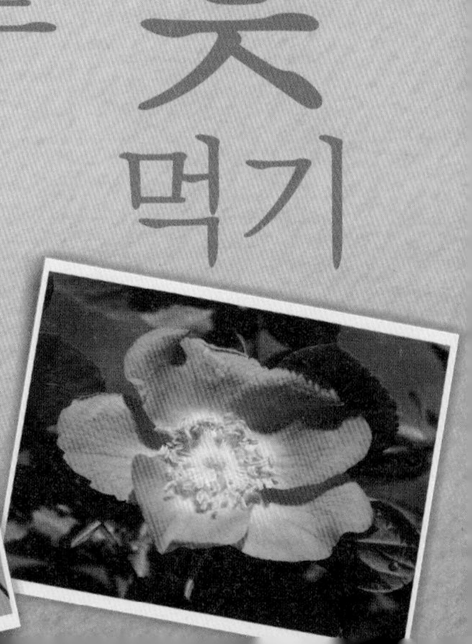

객혈, 이뇨와 시력에 효능이 있는

아까시나무 &
민둥꽃아까시나무 꽃

콩과 낙엽활엽교목 *Hosta plantaginea* 25m

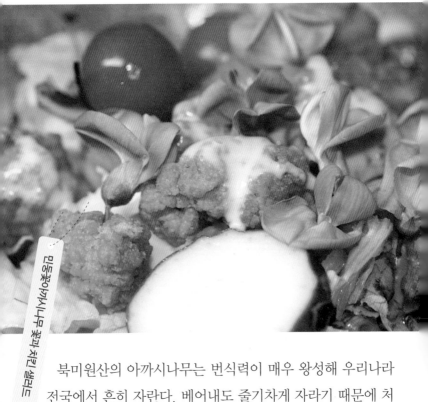

민둥꽃아까시나무 꽃과 치킨샐러드

북미원산의 아까시나무는 번식력이 매우 왕성해 우리나라
전국에서 흔히 자란다. 베어내도 줄기차게 자라기 때문에 처
치곤란 상태이지만 꽃의 식용가치가 높기 때문에 꽃이 필 때

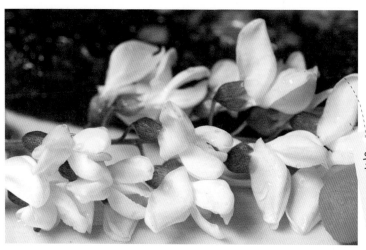

는 별미 삼아 꽃을 따 먹는 것도 좋은 생각이 된다.

꽃은 5월 말에서 6월에 총상화서로 달리고 각각의 꽃은 지름 2cm 정도이다. 꽃은 튀김으로 먹는 것이 좋은데 꽃줄기

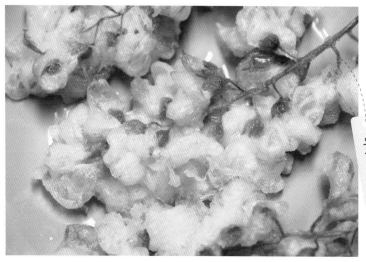

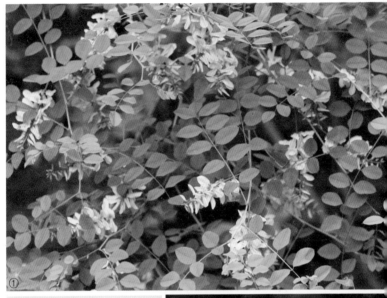

① 아까시나무 꽃
② 아까시나무 잎
③ 아까시나무 수형

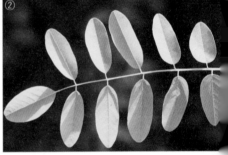

를 통째로 튀겨 먹는다.

분홍색의 꽃이 피는
품종은 꽃아까시나무
(Robinia fertilis)라고
한다.

꽃은 5~6월에 피고, 꽃받침 뒤와 꽃대에 억센 털이 있다.

분홍색의 꽃이 피지만 꽃받침 뒤와 꽃대에 억센 털이 없는
것은 '민둥꽃아까시나무(분홍아까시)' 라는 별명이 있지만

정식 명칭은 아니다. 아마 꽃아까시나무의 변종이 아닐까 추정된다. 아까시나무는 전 세계적으로 약 500여 종이 분포한다.

아까시나무와 꽃 맛이 비슷한 자생종 나무로는 제주 한라산의 우리나라 특산나무인 솔비나무(Maackia fauriei), 깊은 산에서 자라는 다릅나무(Maackia amurensis), 해발

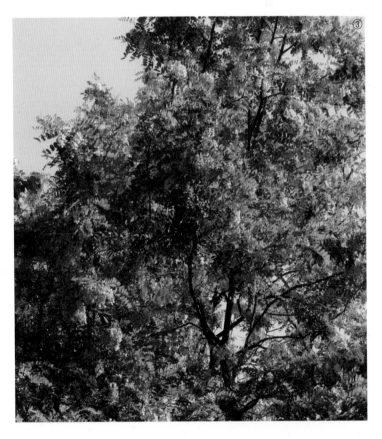

③

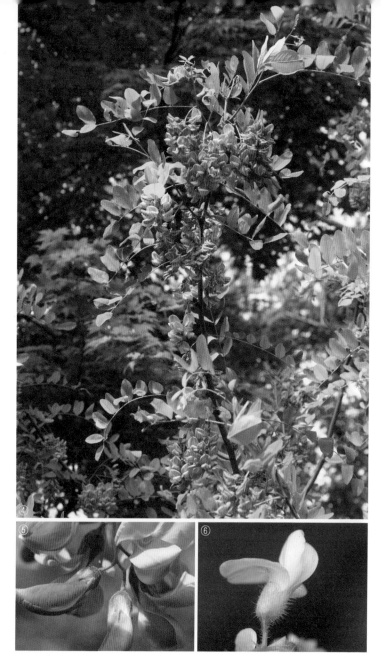

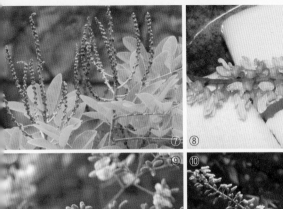

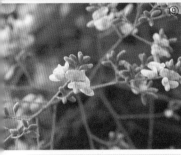

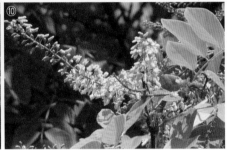

④ 민둥꽃아까시 수형
⑤ 민둥꽃아까시 꽃받침
⑥ 꽃아까시 꽃받침
⑦ 솔비나무의 꽃망울
⑧ 솔비나무 꽃
⑨ 회화나무 꽃
⑩ 다릅나무 꽃

600m 이하 산지에서 자라는 회화나무(Sophora japonica)가 있다.

이들 나무 중에서 꽃의 맛은 제주도에서 자생하는 솔비나무 꽃이 가장 싱싱하다. 솔비나무 수피에 함유된 렉틴 성분은 항암 연구에 사용하는 중요한 성분이지만 꽃의 식용 여부 및 독성 여부는 연구된 내용이 없다.

고삼(Sophora)속 식물인 회화나무는 식물체에 독성 가능성 물질이 있지만 꽃을 예전부터 차로 음용하였고 꽃대를 통채로 튀김으로 먹었기 때문에 식용해도 무방해 보인다.

꽃의 맛

아까시나무 꽃은 꿀샘이 풍부하다. 약간 달달하고 다소 시큼하며, 조금 비린 맛이 난다. 튀김으로 먹으면 매운 맛이 없는 고추전을 연상시킬 뿐 아니라 살짝 쫀득하고 은은해서 매우 맛나다. 꽃아까시나무(민둥) 꽃은 아까시나무 꽃에 비해 비린 맛이 적고 더 달달하기 때문에 샐러드감으로 좋다.

| 먹는 방법 |

아까시나무 꽃과 민둥꽃아까시나무 꽃을 5~6월에 채취한다. 채취한 꽃은 날것으로 먹거나 샐러드로 먹는다. 튀김으로 먹으면 아주 맛나다. 찬 물에 꽃줄기를 통째로 세척한 뒤 튀김옷을 얇게 바르고 바짝 튀겨낸다. 또한 아까시 꽃은 잼을 만들거나 여름 음료의 향미를 낼 때도 사용한다.

아까시나무는 수피와 잎에 약간의 독성이 있지만 열을 가하면 해체된다. 꽃에는 독성이 없다고 연구되었으므로 열을 가하지 않고 날것으로 먹어도 무방하다.

| 약성과 효능 |

꽃을 5~15g 달여 먹는다. 객혈, 대장하혈, 부인자궁출혈 등의 출혈 증세와 이뇨, 시력에 효능이 있다.

| 번식 |

9월에 채취한 종자를 건조한 장소에 보관한다. 늦겨울에 48시간 동안 따뜻한 물에 담가두었다가 파종한다. 꺾꽂이 번식은 3~4월에 한다. 번식력이 매우 왕성하다.

| 키우기 |

1 9월에 종자를 채취하거나 꺾꽂이로 키운다.
2 양지에서 잘 자란다.
3 토양을 가리지 않지만 태풍에 약하므로 급사면에서는 키우지 않는다.
4 수분은 보통으로 공급한다.
5 겨울에 노지에서 월동한다.

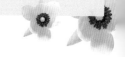

해수, 통증, 유선염에 효능이 있는

귤나무 & 비파나무 꽃

운향과 상록활엽소교목 *Citrus unshiu* 5m

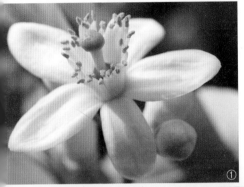

귤나무는 일본 원산이며 우리가 먹는 귤은 여러 가지 귤나무를 교배한 뒤 육성한 식물이다. 주로 제

① 귤나무 꽃 ② 귤나무 수형

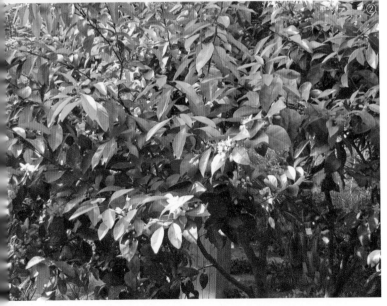

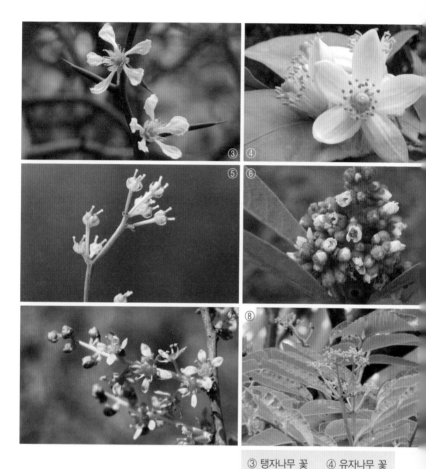

③ 탱자나무 꽃　④ 유자나무 꽃
⑤ 민초피나무 꽃　⑥ 비파나무 꽃
⑦ 상산 꽃　⑧ 머귀나무 꽃

주도에서 재배한다.

　귤나무는 높이 5m 내외로 자라고 줄기에는 가시가 있거나 없다.

　최근의 재배종은 줄기에 가시가 없다. 잎은 어긋나고 잎의 길이는 5~7cm, 잎자루에 날개가 있거나 없다.

꽃은 흰색이고 꽃의 길이는 2cm 정도이다. 꽃잎은 5개이지만 4개인 경우도 있고, 수술은 많고 암술은 1개이다.

자연에서 재배하는 귤나무는 6월에 꽃이 피지만 온실에서 키우는 귤나무는 3~4월에 꽃이 핀다. 꽃잎은 매우 두껍고 식미는 귤껍질 씹는 맛과 비슷하다. 꽃밥 아래쪽으로 설탕 같은 꿀이 듬뿍 숨어 있다.

귤나무와 비슷한 나무로는 운향과의 나무들이 있다. 운향과 나무 꽃의 공통점은 꽃에서 귤껍질 향미가 있고, 쓰거나 매운맛이 난다. 또한 꽃밥 아래로 꿀샘이 듬뿍 숨어 있어 달달하지만 송진 맛이 나는 경우도 많다.

운향과 꽃인 귤 꽃, 유자 꽃, 오렌지 꽃, 레몬 꽃 등은 오래 전부터 식용해 온 꽃이지만 쓴 맛이 강하기 때문에 날것으로는 섭취할 수 없어 대개 차로 즐기거나 조리해서 먹는다.

비파나무 꽃은 장미과 식물이지만 꽃에서 운향과 식물의 향미가 있어 차로 즐긴다.

꽃의 맛

굴 꽃, 유자 꽃, 레몬 꽃, 오렌지 꽃은 꽃잎의 식감이 굴껍질처럼 쓰고 두텁다. 꽃밥 아래쪽으로 설탕 같은 꿀이 듬뿍 모여 있다. 비파꽃은 굴껍질을 씹는 듯한 향미와 송진 맛이 나고 약간의 꿀샘이 있고 꽃잎이 부드럽다. 탱자 꽃도 굴껍질을 씹는 듯한 향미가 있고 아래쪽으로 송진 맛이 강하지만 꽃잎이 얇다. 민초피나무 꽃은 초피향(산초향)이 강하고 씹으면 매우 쓰다. 상산 꽃은 꿀샘이 있고 씹으면 굴껍질처럼 매우 쓰다. 머귀나무 꽃도 굴껍질 같은 향이 난다.

먹는 방법

노지에서 자라는 운향과 식물들은 보통 5~8월 사이에 꽃이 핀다.
굴 꽃, 유자 꽃, 레몬 꽃, 오렌지 꽃을 잘 건조시킨 뒤 차로 마신다. 채소처럼 조리해서 먹는다. 튀김으로 먹거나 젤리로 먹는다.
비파 꽃은 9~11월에 피지만 온난화 현상 때문에 최근엔 3~4월에 피기도 한다.
비파 꽃은 차로 마신다. 4~5월에 피는 탱자 꽃은 꽃잎을 잘게 썰어 샐러드에 추가하거나 차로 즐긴다. 머귀나무 씨앗은 가루를 내어 후추 대용의 향신료로 사용한다. 초피 꽃은 초피향료(산초향료) 대용으로 국물 요리에 넣어 먹는다.

약성과 효능

귤나무 전체를 약용한다. 해수, 통증, 식중독, 유선염 등에 효능이 있다.

번식

종자, 꺾꽂이, 대목

키우기

1 꽃집에서 귤나무, 탱자나무, 오렌지나무 묘목 등을 구입한다.
2 양지에서 잘 자란다.
3 물빠짐이 좋은 부식질의 토양을 좋아한다.
4 수분은 보통으로 관수한다.
5 귤 · 유자 · 비파나무는 남부지방, 탱자 · 초피 · 상산 · 머귀나무는 중부지방에서도 월동이 된다. 오렌지 · 레몬나무 종류는 실내에서 키운다.

이질, 장염에 효능이 있는(차나무)
노각나무 & 차나무 꽃

차나무과 상록활엽교목 *Stewartia pseudocamellia* 7~15m

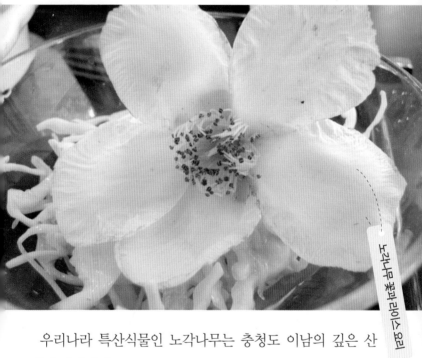

노각나무 꽃과 라이스 요리

우리나라 특산식물인 노각나무는 충청도 이남의 깊은 산에서 자생한다.

6~7월에 크고 아름다운 꽃이 달리므로 관상용은 물론 요리 장식용으로 이용 가치가 크다. 특산 식물이므로 직접 키워서 사용하는 것이 좋은 생각이 된다.

노각나무는 높이 7~15m 정도로 자라고 수피는 모과나무

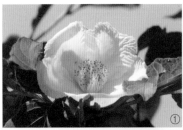
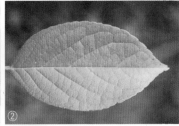

① 노각나무 꽃
② 노각나무 잎
③ 노각나무 수피

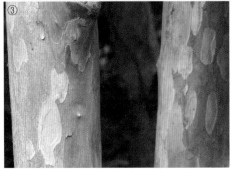

와 비슷하다. 잎은 길이 4~10cm 정도이고 가장자리에 톱니가 있다. 꽃은 6~7월에 잎겨드랑이에서 달리고 꽃의 지름은 6~10cm 정도이고 부드러운 향기가 있다.

열매는 5각형의 원주 모양이고 10월에 결실을 맺는다. 중부지방에서도 겨울 월동이 가능해 최근 관상수로 인기를 끌고 있다.

중국 원산의 차나무는 전라도 보성과 지리산 일대에서 대규모로 재배하는 작물이다. 어린 잎을 덖음 처리하여 우리가 즐기는 찻잎을 만든다.

원줄기는 높이 4~8m 정도로 자라지만 차밭에서 재배하는 차나무는 보통 허리춤까지 자랐을 때 가지치기를 하여 찻잎

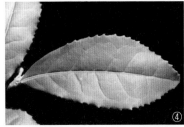
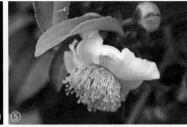

④ 차나무 잎
⑤ 차나무 꽃
⑥ 차나무의 월동 모습

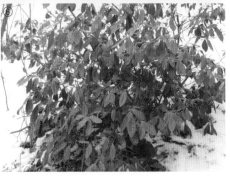

수확을 용이하게
한다. 마주난 잎은
길이 2~15cm 정
도이고 가장자리에
둔한 톱니가 있고 표면의 맥이 패여 있다.

꽃은 10~11월에 피지만 중부지방의 경우 12월에 피기도
하고, 온실에서 키울 경우 한겨울에 필 수도 있다. 꽃의 지름
은 3~5cm 정도이고 연한 향기가 있다. 꽃은 1~3개씩 달리
고 꽃잎은 6~8개, 수술은 많고 3개의 암술대가 있다.

열매는 이듬해 11월에 결실을 맺는다. 꽃과 함께 볼 수 있
는 열매는 전년도에 자란 꽃의 열매이다.

꽃의 맛

차나무 꽃은 첫 맛이 거의 밍밍하다. 노란색 꽃밥은 털처럼 부드럽다. 꽃밥 안쪽에 진한 꿀샘이 있다. 꽃잎은 얇지만 씹으면 굴 향미가 있고 뒤끝이 떨떠름하다. 노각나무는 신맛이 많고 꽃잎이 매우 두텁다.

| 먹는 방법 |

차나무 꽃은 10~11월에 채취한다. 꽃을 튀김으로 먹는다. 건조시킨 꽃은 차로 즐긴다. 꽃잎만 떼어내 수프 같은 국물 요리에 넣어 먹는다. 소량섭취를 원칙으로 한다.

노각나무 꽃은 6~7월에 채취한다. 노각나무 어린 잎은 나물로 먹을 수 있으므로 꽃의 식용도 차나무처럼 비슷할 것으로 추정되지만 날것으로 먹기에는 부담되는 식감이므로 요리 장식용으로 사용한다.

| 약성과 효능 |

노각나무는 약용 기록이 없다. 차나무는 이질, 장염, 이뇨, 해독, 심장병 등에 잎, 열매, 뿌리를 약용한다.

| 번식 |

노각나무는 10월에 종자를 채취한 뒤 바로 파종하거나 꺾꽂이로 번식한다. 차나무 열매는 이듬해 10월에 결실을 맺는다. 수확 즉시 파종하거나 꺾꽂이로 번식한다.

| 키우기 |

1 차나무 묘목은 꽃집에서 흔히 판매한다. 노각나무 묘목은 전문 조경업체를 통해 구한다.
2 양지 또는 반그늘에서 잘 자란다.
3 비옥하고 습기 찬 토양을 좋아한다.
4 수분은 보통으로 공급한다.
5 차나무, 노각나무는 강원도 일부를 제외한 전국에서 월동이 가능하다.

이질, 해독, 종기에 효능이 있는

무궁화 & 접시꽃 & 마쉬멜로우 꽃

아욱과 낙엽활엽소교목 *Hibiscus syriacus* 2~4m

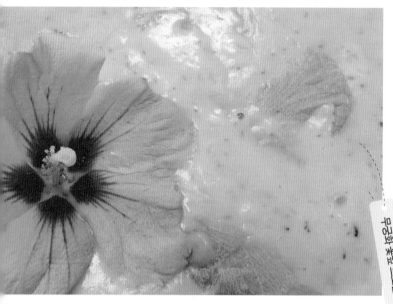

무궁화 꽃잎 바로밀린 수프

중국, 인도가 원산인 무궁화는 꽃의 식용 여부가 꾸준히 연구되었다. 유럽에서는 이미 아욱과의 마쉬멜로우 꽃을 중세 이전부터 식용한 기록이 있으므로 그와 같은 맥락에서 접근한 것인데 의외로 굉장히 먹을 만한 꽃이 무궁화이다.

무궁화는 높이 2~4m 정도로 자라고 꽃은 8~9월에 핀다.

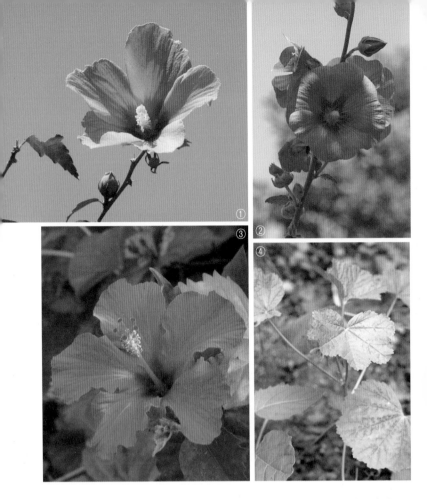

꽃의 지름은 6~10cm 정도이고 원종은 분홍색이지만 개량종은 흰색, 겹꽃 품종 등 다양한 품종이 있다.

꽃잎은 5개, 수술은 많고, 암술머리는 5개이다. 꽃은 식용이 가능한데 보통 꽃잎을 떼어내 식용한다.

무궁화처럼 식용할 수 있는 꽃은 마쉬멜로우(Althaea officinalis)가 가장 유명한데 우리나라에서는 '말로우' 라는

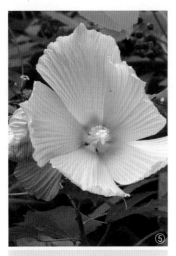

① 무궁화   ② 접시꽃
③ 하와이무궁화   ④ 마쉬멜로우
⑤ 부용

이름으로 알려져 있다. 식물원 온실에서 흔히 볼 수 있는 하와이무궁화(Hibiscus rosa-sinensis), 시골 농가에서 즐겨 키우는 접시꽃(Alcea rosea)도 꽃의 식용이 가능한 유명한 식물이다.

이들 꽃들은 보통 조리해서 먹는다. 도시공원에서 즐겨 심는 부용의 꽃은 일반적으로 식용하지 않는다.

꽃의 맛

무궁화 꽃을 날것으로 먹으면 질긴 섬유질 같은 식감이 있고 질이 떨어지기 때문에 좋지 않은 인상을 받는다. 뜨거운 수프에 넣어 먹으면 뜨거운 온도에 의해 꽃잎이 연해지면서 쫀득하고 아삭한 식감을 보여주면서 매력적인 맛이 탄생한다. 채소 대용으로 먹을 만한 꽃이다.

먹는 방법

무궁화 꽃은 각종 채소 대용으로 아주 좋다. 단, 푹 익히기보다는 가열된 열에 스스로 익혀지도록 뜨거운 요리에 넣어 먹는 것이 가장 좋다. 또한 무궁화 꽃, 마쉬멜로우 꽃, 접시꽃, 하비스커스 꽃을 아예 양념을 가미해 살짝 볶거나 조리해 먹기도 한다. 이들 꽃들은 맵고 강한 양념에도 섬유질 식미가 살아 있으므로 채소 대용으로 즐길 수 있다. 하비스커스(Hibiscus)속에 속하는 식물들의 80%는 꽃을 식용할 수 있고, 이 중 무궁화와 하와이무궁화를 가장 높이 쳐준다. 날것으로 먹을 수 있는 꽃으로는 접시꽃이 가장 좋은데 꽃잎을 잘게 썰어 샐러드로 먹는다.

약성과 효능

무궁화의 꽃, 잎, 뿌리, 뿌리껍질을 약용한다. 이질, 해독, 항문탈출, 해열, 종기, 두통 등에 효능이 있다.

번식

무궁화는 10월에 종자를 채취한 뒤 땅에 묻어두었다가 이듬해 봄에 파종한다. 봄에 싹이 틀 때 꺾꽂이로 번식시킨다.

키우기

1 꽃집에서 무궁화 묘목이나 접시꽃 묘목을 구입한다.
2 양지에서 잘 자란다.
3 비옥한 토양을 좋아한다.
4 수분은 보통으로 공급한다.
5 겨울에 노지에서 월동한다.

시력, 노화방지, 암에 효능이 있는

블루베리나무 &
정금나무 꽃

진달래과 낙엽활엽관목 Vaccinium corymbosum 1~4m

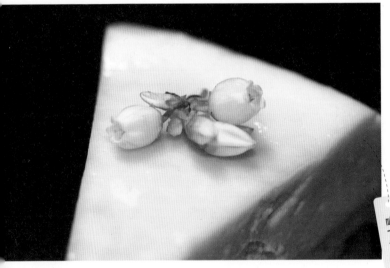

미국과 캐나다의 동북부 추운 지방이 원산지이다.

안토시아닌 색소가 함유된 블루베리 열매 때문에 국내에서도 큰 인기를 얻고 있다. 국내 기후 조건이라면 전국에서 키울 수 있다.

원줄기는 높이 1~3m 내외로 자란다. 잎은 광택이 있고 길이 1~8cm, 가을에 빨갛게 단풍이 든다. 꽃은 5~6월에 피고

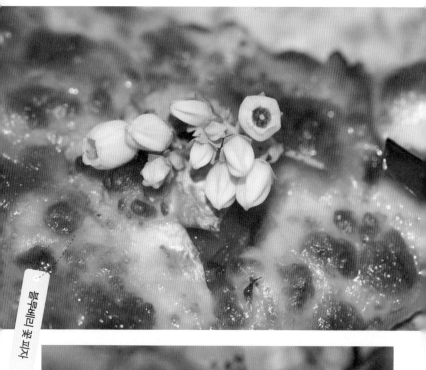

블루베리 표피

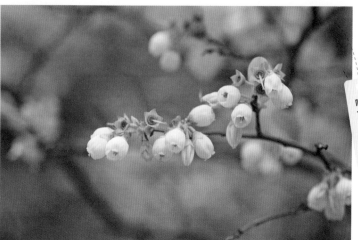

블루베리나무 꽃

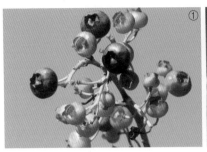 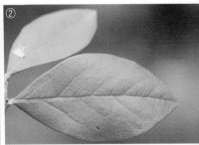

길이 1cm 정도의 종 모양이다. 열매는 6월부터 볼 수 있는데 처음에는 백록색이었다가 9월경 짙은 보라색으로 성숙한다. 열매의 지름은 0.5~1.6cm 정도이다.

블루베리나무의 기본 종은 Vaccinium corymbosum이지만 현재는 따뜻한 지방에서 자랄 수 있도록 다양한 품종이 육성되어 있다. 유럽에는 1930년대에, 뉴질랜드는 1970년

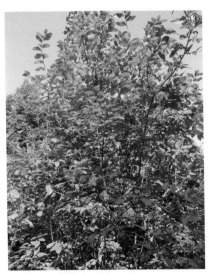

대에 도입되었고, 국내에는 최근에야 도입되었다. 전세계적으로 단기간에 돌풍을 일으킨 블루베리는 점점 대형 재배농장이 늘어나면서 농약의 과다 사용이 문제가 되고 있다.

① 블루베리나무 열매
② 블루베리나무 잎
③ 블루베리나무 수형

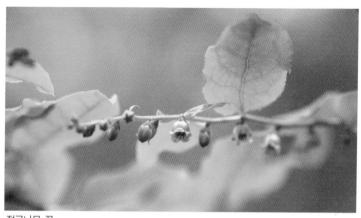
정금나무 꽃

　정금나무(Vaccinium oldhamii)는 우리나라 남부지방과 해안도서 지역에서 자란다. 열매가 블루베리 열매와 비슷하기 때문에 흔히들 자생종 블루베리나무라고 말한다.

　꽃은 6~7월에 총상화서로 달리고 길이 4~7mm 정도의 콩알만한 크기이다. 보통 잔가지에서 아래쪽을 향해 꽃이 달리므로 잘 찾아봐야 꽃을 볼 수 있다. 꽃은 종 모양이고 붉은빛이 도는 연록색이다. 수술은 10개, 자방은 10실이다.

　열매 맛은 블루베리 열매보다 조금 못하지만 먹을 만하고, 번식은 가을에 씨앗을 채취해 바로 뿌리거나 여름에 녹지꽂이로 할 수 있다.

꽃의 맛

블루베리 꽃은 아삭하고 시큼하고 떨떠름하다. 다른 잡맛이 없으므로 시큼한 맛으로 먹을 수 있다. 정금나무 꽃의 크기는 블루베리 꽃의 절반이기 때문에 먹을거리가 별로 없지만 풋사과 맛과 비슷한 향미가 있다. 달고 쓰고 시큼해서 먹을 만하다.

| 먹는 방법 |

블루베리 꽃은 5~6월에 채취한다. 싱싱한 꽃은 날것으로 먹거나 샐러드로 먹는다. 시리얼과 함께 먹거나 요거트에 넣어 먹는다. 잎은 건조시킨 뒤 차로 우려 먹는데 예로부터 정평이 난 차이다.
열매는 날것으로 섭취한다. 잼, 파이, 젤리, 머핀, 펙틴, 와인, 식초, 농축액을 만들어 먹기도 한다. 열매를 건조시킨 뒤 건포도처럼 즐기거나 차로 마실 수도 있다.

| 약성과 효능 |

블루베리 열매는 이 세상의 모든 식물 중에서 안토시아닌 색소가 가장 많이 함유된 것으로 유명하고 Phytochemicals와 각종 비타민이 풍부하다. 짙은 보라색으로 성숙된 열매를 섭취하면 시력, 노화방지, 호흡기 질환, 각종 염증에 효능이 있고 암과 뇌졸증 예방에도 도움이 된다.

| 번식 |

종자, 꺾꽂이(봄에는 녹지꽂이, 가을에는 휴면지꽂이), 휘묻이(봄), 국내 환경에서는 보통 꺾꽂이로 번식시킨다.

| 키우기 |

1 꽃집에서 블루베리 묘목을 구입한다.
2 양지 또는 반그늘에서 잘 자란다.
3 가벼운 점토질, 비옥하고 습도가 많은 산성 토양을 선호한다.
4 수분은 보통으로 관수한다.
5 추운 지방 식물이므로 겨울에 노지에서 월동한다.

소변이 저절로 흐를 때 쓰는

빈도리 & 만첩빈도리 꽃

수국과 낙엽활엽관목 *Deutzia crenata* 2~4m

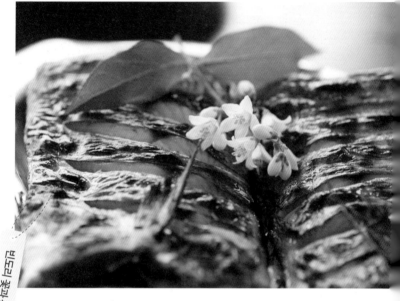

꽃에서 나온 꽃가루

일본 원산의 빈도리나무는 도시공원에서 울타리 용도로 흔히 심는다. 우리나라 자생종인 매화말발도리와 비슷하지만 줄기 속이 비어 있으므로 구별할 수 있다.

원줄기는 높이 1~4m 정도로 자라고 뿌리에서 줄기가 많이 올라온다. 잎의 길이는 3~6cm, 난형이거나 넓은 피침형이고, 가장자리에 잔톱니가 있으며, 잎 양면에 털이 있다.

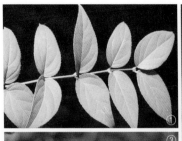
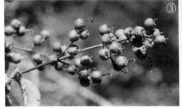
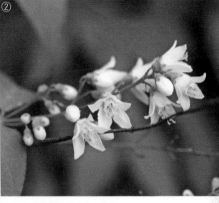

① 빈도리 잎　② 빈도리 꽃
③ 빈도리 열매

　종 모양의 꽃은 6월에 총상화서로 달리고 꽃잎은 5개, 수
술 10개, 꽃의 길이는 1.5~2cm 정도이다. 열매는 9~10월에
결실을 맺는다.

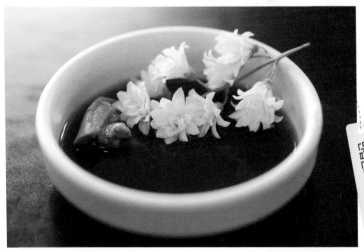

만첩빈도리 꽃과 솔잎

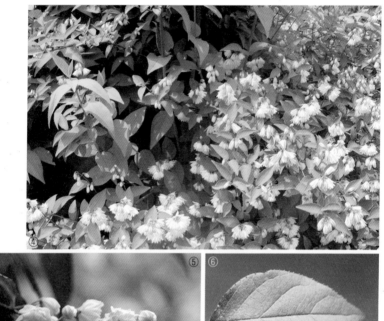

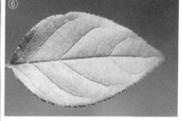

④ 만첩빈도리 수형 　⑤ 만첩빈도리 꽃
⑥ 만첩빈도리 잎

　빈도리와 거의 비슷하지만 꽃잎이 겹으로 피는 품종은 만
첩빈도리(Deutzia scabra)라고 한다. '빈도리' 라는 이름은
줄기 속이 비어 있는 말발도리나무라는 뜻에서 붙었다.

꽃의 맛

빈도리 꽃에는 꿀샘이 있고 꽃잎의 맛은 쓰다.
범의귀과 특유의 향이 난다. 만첩빈도리 꽃에도
꿀샘이 있고 식감은 조금 아삭하다.

| 먹는 방법 |
6월에 꽃을 채취한다. 요리의 장식 꽃으로 사용한다. 빈도리나 만첩
빈도리는 꽃을 식용한 기록이 없지만 알려진 독성 성분이 없으므로
꽃잎을 잘 건조시킨 뒤 차로 시도할 만하다. 만첩빈도리의 어린 잎은
식용할 수 있다.

| 약성과 효능 |
열매와 잎을 달여서 복용한다. 소변이 저절로 흐르는 병증이나 흥분
을 가라앉히는 데 효능이 있다. 달인 물로 목욕을 하면 신체의 열을
내리는 효과가 있다.

| 번식 |
종자

| 키우기 |
1 조경 전문업체나 묘목 전문업체에서 모종을 구입한다.
2 양지 또는 반그늘에서 잘 자란다.
3 비옥한 부식질 토양에서 잘 자란다.
4 수분은 보통으로 관수한다.
5 겨울에 노지에서 월동한다.

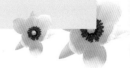

관절염, 통증, 산후어혈에 효능이 있는

박쥐나무 꽃

박쥐나무과 낙엽활엽관목 *Alangium platanifolium* 3~4m

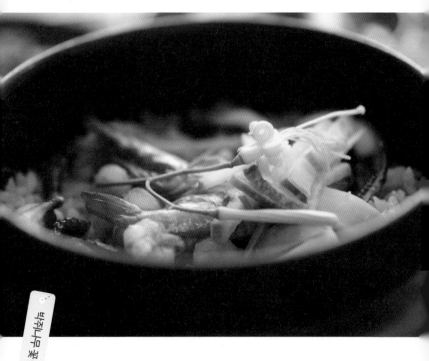

꽃차를 만드는 박쥐나무 꽃

중부이북과 만주지역, 일본의 산지 그늘에서 자란다.

원줄기는 높이 2~4m 정도로 자란다. 어긋난 잎은 박쥐 날
개 모양이고 잎의 길이는 7~20cm 정도이다. 가장자리는
3~5개로 얕게 갈라지고 잎 뒷면은 잔털이 있다.

꽃은 5~7월에 취산화서로 1~4개씩 달리고 꽃받침은 뒤로

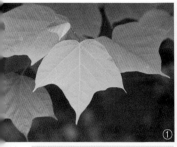

① 박쥐나무 잎
② 박쥐나무 수형
③ 박쥐나무 꽃

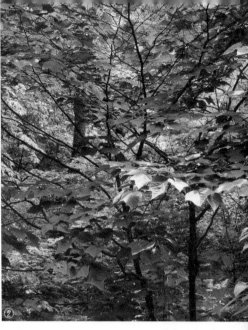

둥글게 말린다. 꽃잎은
8개이고 노란색의 선
모양이다. 본문 사진에서 노란색 부분이 꽃잎이다. 수술은 12
개이고 암술은 1개이다.

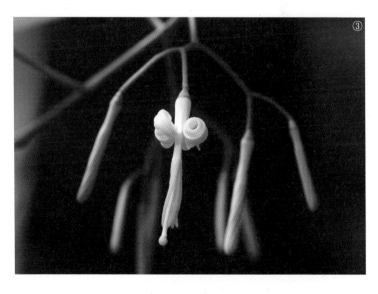

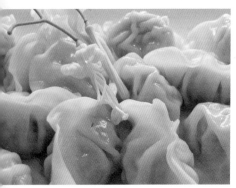
박쥐나무 꽃과 만두

　열매는 9월에 결실을 하고, 짙은 파란색의 난형이다.

　5~7월에 피는 꽃은 생김새가 아름답고, 잎은 가을에 노랗게 단풍이 잘 들기 때문에 공원의 관상수로 인기가 많다.

　'박쥐나무'의 이름은 잎의 생김새가 박쥐 날개처럼 보인다고 해서 붙었다.

꽃의 맛

약간 쓴 맛, 약간 단맛, 약간 비린 맛이 섞여 있어 조금 잡스러운 맛이 난다. 박쥐나무 특유의 향기가 있어 꽃의 섭취가 어려운 편이다. 싱싱하고 아삭한 맛으로 먹을 수는 있다.

| 먹는 방법 |

5~7월에 꽃을 채취한 뒤 요리 장식용으로 사용한다. 어린 잎은 조리해서 먹는다. 뿌리는 독성이 조금 있다.

| 약성과 효능 |

잎, 뿌리, 뿌리껍질을 약용한다. 관절염, 통증, 산후어혈, 사지마비 등에 효능이 있다

| 번식 |

9월에 종자를 채취한 뒤 땅에 묻었다가 이듬해 3~4월에 파종한다. 꺾꽂이는 2~6월에 그 해 자란 가지로 한다.

| 키우기 |

1 조경 전문업체나 묘목 전문업체에서 모종을 구입한다.
2 반음지성 식물로서 음지에서도 성장이 양호하다.
3 토양을 가리지 않으나 사질 토양에서 잘 자란다.
4 수분은 보통으로 관수하되 건조하지 않도록 관리한다.
5 겨울에 노지에서 월동한다.

급성유선염, 이질에 효능이 있는

해당화 & 생열귀나무 꽃

장미과 나엽활엽관목 Rosa rugosa 1.5m

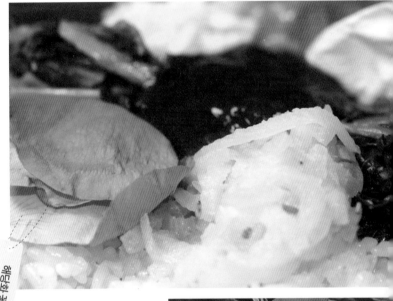

국내 자생종 꽃 중에
서 가장 부담없이 즐길
수 있는 꽃이 해당화 꽃
이다. 안심하고 섭취할
수 있는 장미과 특유의
달달한 맛이 해당화 꽃

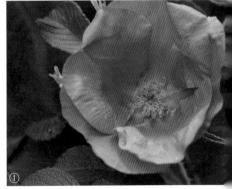

①

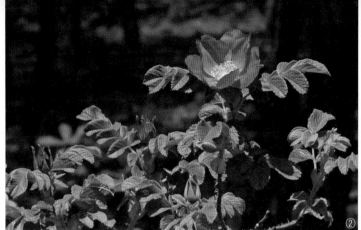

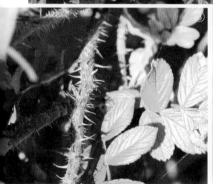

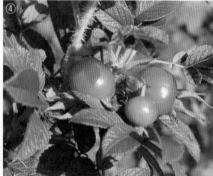

① 해당화 꽃
② 화진포의 해당화
③ 해당화의 줄기 가시
④ 해당화 열매

에 살아 있다. 산기슭에서도 자생하지만 바닷가 모래사장에서 흔히 볼 수 있으므로 씨앗을 구하는 것도 어렵지 않다.

줄기는 높이 1.5m 정도로 자라고 꽃은 5~7월에 핀다. 꽃의 지름은 6~9cm, 홍자색이고 장미향을 닮은 부드러운 향이 난다.

열매는 지름 2.5cm 정도이고 8~9월에 결실을 맺는다. 열매 끝에는 꽃받침이 붙어 있다. 줄기에 거친 가시가 촘촘히 있으므로 비슷한 식물과 쉽게 구별할 수 있다.

해당화와 거의 비슷한 생열귀나무(Rosa davurica)는 줄기의 가시가 해당화와 달리 드문드문 달리므로 쉽게 구별할 수 있다. 생열귀나무는 강원도 이북의 높은 산 계곡가에서 자생한다.

줄기는 높이 1.5m 정도로 자라고, 어긋난 잎은 5~9개의 작은 잎으로 되어 있다.

분홍색 꽃은 5월에 피고, 꽃의 지름

⑤ 생열귀 꽃
⑥ 생열귀 수형
⑦ 생열귀의 줄기와 가시
⑧ 생열귀 잎

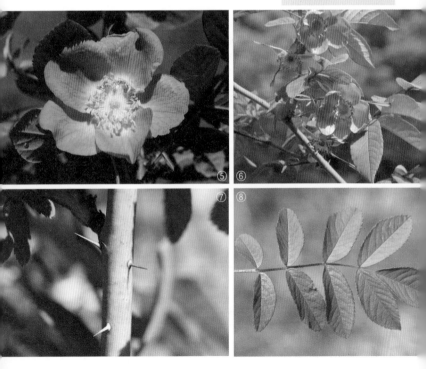

⑤ ⑥ ⑦ ⑧

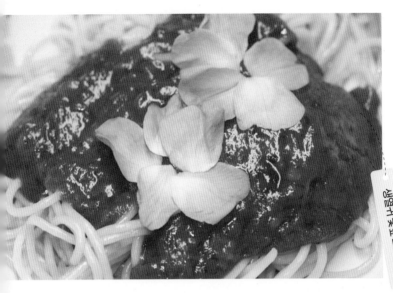

생열귀 꽃을 스파게티

은 4~5cm 정도이다. 흰색 꽃이 피는 품종은 '흰생열귀나
무'라고 한다. 꽃잎은 5개이고 수술은 많고 암술은 여러 개
이다. 번식은 해당화와 같은 방식으로 할 수 있다.

꽃의 맛

해당화와 생열귀나무는 꽃잎이 달달할 뿐만 아니라 육질이 부드럽고 약간의 시큼한 맛이 가미되어 있다. 노란색 꽃밥은 조금 맵다. 날것으로 먹기보다는 비빔밥이나 각종 요리와 함께 섭취하는 좋다. 꽃밥 침에 가시 같은 털이 있으므로 꽃잎만 식용한다.

| 먹는 방법 |

5~7월에 꽃을 채취한다. 꽃에 날벌레가 있는지 확인하고 깨끗이 세척한 뒤 식용한다. 샐러드, 비빔밥, 각종 국물 요리에 넣거나 야채 요리와 함께 볶는다. 건조시킨 꽃잎은 차로 마시거나 술로 담글 수 있다.

열매는 날것으로 먹거나 꿀에 재어 먹는다. 효소를 담가 먹는다. 열매를 섭취할 때 열매의 안쪽 털은 떼어내고 섭취하는 것이 좋다.

| 약성과 효능 |

5월 초에 꽃봉오리를 수확하여 그늘에서 건조시킨 뒤 약용한다.
급성유선염, 객혈, 이질, 종기, 월경불순, 적대하, 백대하, 관절염 등에 효능이 있다.

| 번식 |

8~9월에 성숙한 열매를 수확한 뒤 껍질을 벗기고 종자를 바로 파종한다. 봄에 싹이 틀 무렵 모래땅에 꺾꽂이로 번식한다. 뿌리 근처의 곁가지를 뿌리와 함께 잘라내어 심는다.

| 키우기 |

1 바닷가 모래사장의 풀밭에서 8~9월에 열매를 받아온다.
2 양지에서 잘 자란다.
3 사질 토양에서 잘 자란다.
4 수분은 다소 건조하게 관수한다.
5 겨울에 노지에서 월동한다.

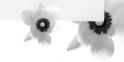

이뇨, 활혈, 해독에 효능이 있는

장미 & 찔레나무 꽃

장미과 화목식물 Rosa spp. 7m

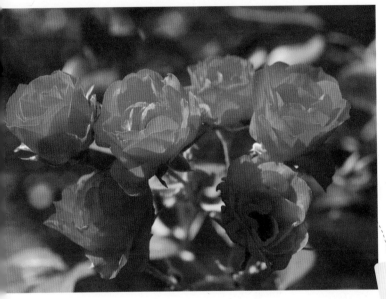

우리가 흔히 보는 장미는 들장미를 교배 육성한 원예종들이다. 대부분의 장미 품종은 아시아 원산의 들장미가 기원이며, 이들 품종들이 그리스 로마시대에 유럽으로 전래되어 장미 품종이 탄생 한 것이다.

그 후 2천 500년 동안 장미는 2만 5천 종의 품종이 탄생하였고 이 중 100여 종이 세계적으로 인기를 얻고 있다. 지금

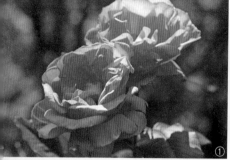
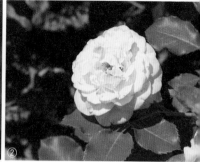
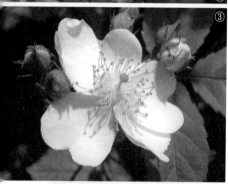

도 매년 평균 200여 종의
신품종이 육성되고 있다.

장미는 꽃 피는 시기와
기간이 천차만별이다. 우리
나라에서는 보통 5~9월 사
이에 꽃을 볼 수 있지만 사

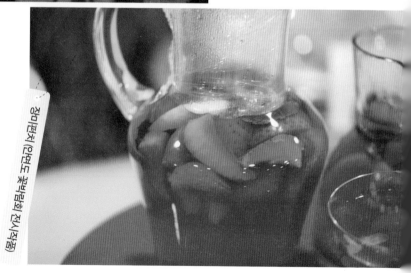

장미펀치 (인덕도 꽃박람회 전시작품)

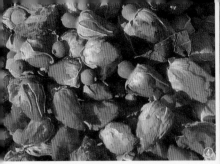

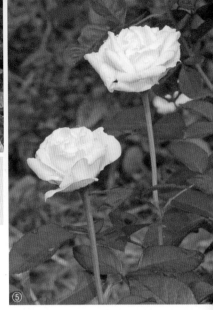

① 분홍장미 품종   ② 노랑장미 품종
③ 들장미의 하나인 찔레 꽃
④ 건조시킨 장미 꽃봉오리
⑤ 백장미 품종

계절장미는 온도만 맞으면 연
중 개화를 한다.

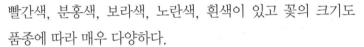

장미의 색상은 품종에 따라
빨간색, 분홍색, 보라색, 노란색, 흰색이 있고 꽃의 크기도
품종에 따라 매우 다양하다.

예를 들어 미니장미는 실내에서 키울 수 있도록 육성된 조
그만 장미를 말하는데, 미니장미도 꽃의 색상이 여러 가지가
있다.

장미는 대부분 꽃의 식용이 가능하다. 열매 또한 식용이
가능할 뿐만 아니라 화장품이나 향수의 주요 재료로 사용한
다.

국내에서는 이미 중국산 장미가 조선시대 이전부터 보급
된 것으로 추정되며, 서양장미는 광복 이후에 보급되었다.
우리나라의 들장미로는 찔레꽃, 해당화, 생열귀나무, 인가
목, 돌가시나무 등이 있다.

꽃의 맛

장미 꽃은 꽃잎이 두툼하게 씹히지만 부드럽고 단맛, 쓴 맛, 떨떠름한 맛이 가미되어 있으며 장미향이 진하게 풍긴다. 일반적으로 백장미의 맛이 가장 좋고 노랑장미의 맛이 가장 떨어진다. 백장미는 때때로 꽃잎이 설탕처럼 달콤한 경우도 있지만 노랑장미는 쓴맛이 더 강할 때도 있다. 따라서 식용 목적이라면 백장미 품종을 키우는 것이 좋다. 찔레꽃은 꽃잎이 달달하고 꽃밥은 조금 쓰다. 해당화 꽃에 비해 맛이 못하다.

| 먹는 방법 |

5~9월 사이에 꽃을 채취한다. 꽃잎을 하나하나 떼어내어 섭취한다. 각종 요리의 샐러드로 가미한다. 백장미는 술을 담글 때 사용한다. 꽃잎으로 시럽을 만든다. 잘 건조시킨 꽃봉오리로 장미펀치를 담그거나 차로 마신다. 장미 열매와 들장미 열매는 잼, 젤리, 마멀레이드를 만들 뿐만 아니라 술을 담그거나 차로 마신다.

| 약성과 효능 |

장미는 정체를 알 수 없는 교배종이 많으므로 약용을 피하는 것이 좋다. 약용하고 싶다면 해당화 같은 혈통 변화가 없는 들장미가 약용 목적에 적당하다.

| 번식 |

가을에 금년도에 자란 가지를 잘라 심는다.

| 키우기 |

1 꽃집에서 모종을 구입한다.
2 양지에서 잘 자란다.
3 비옥한 사질 토양을 좋아한다.
4 수분은 보통으로 관수한다.
5 겨울에 노지에서 월동한다.

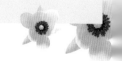

산후어혈, 구충, 복통에 효능이 있는

화살나무 & 회잎나무 꽃

노박덩굴과 낙엽활엽관목 *Euonymus alatus* 3m

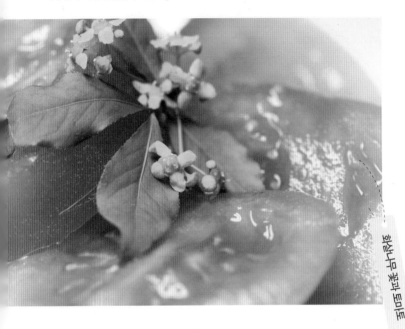

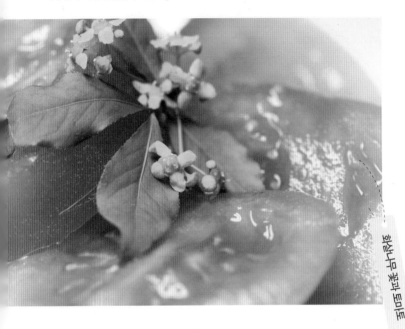
화살나무 꽃과 토마토

　노박덩굴과에는 독성 식물이 많기 때문에 노박덩굴과 식물을 식용할 때는 여러 가지로 주의할 점이 많다.

　회잎나무와 화살나무는 노박덩굴과 식물이지만 오래 전부터 어린 잎을 나물로 섭취해 온 검증된 식물이므로 꽃의 식용이 가능할 것으로 추정된다.

　또한 이 유사종들의 꽃을 차로 섭취하는 것이 검증되었으

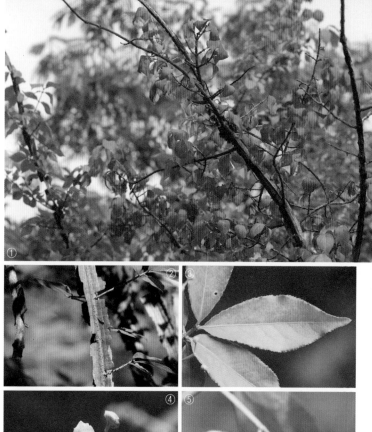

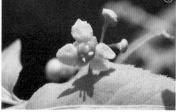

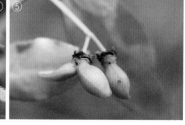

① 화살나무 수형
② 화살나무의 줄기 날개
③ 화살나무의 잎
④ 화살나무 꽃
⑤ 화살나무 열매
⑥ 회잎나무
⑦ 회잎나무 잎
⑧ 회잎나무 꽃

므로 꽃의 식용도 문제가 없을 것으로 보인다.

전국의 높은 산에서 자생하는 화살나무는 높이 3m 정도로 자라고 꽃은

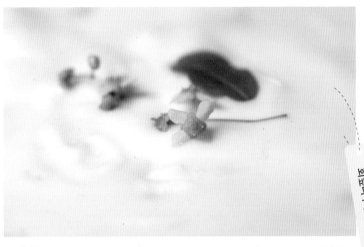

회잎나무 꽃과 묘거트

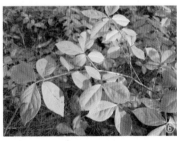

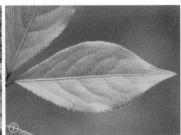

⑥⑦

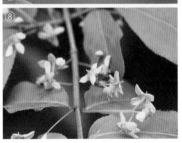

⑧

5~6월에 핀다. 꽃의 지름은 1cm 정도이고 잎 겨드랑이에서 대개 3개씩 달린다.

회잎나무는 꽃과 잎이 화살나무와 거의 비슷하기 때문에 혼동되는 경우가 많은데, 회잎나무 줄기에는 날개가 없으므로 쉽게 구별할 수 있다.

꽃의 맛

화살나무 꽃은 꿀샘이 얇게도 포되어 있다. 전체적으로 단맛과 고소한 맛이 있지만 조금 쓴 맛이 날 때도 있다. 회잎나무 꽃도 꿀샘이 얇게도 포되어 있다. 맛은 약간 달고 약간 쓰며 약간 텁텁하다.

| 먹는 방법 |

5~6월에 꽃을 채취한다. 꽃을 요리의 장식 꽃으로 사용한다. 잘 건조시킨 꽃을 차로 음용한다.
어린 잎은 조리해 먹거나 차로 음용한다.

| 약성과 효능 |

화살나무의 날개가 있는 줄기를 약용한다. 산후어혈, 구충, 복통, 몸 안의 뭉친 피를 풀어주는 효능이 있다.

| 번식 |

종자, 꺾꽂이

| 키우기 |

1 묘목상가에서 화살나무나 회잎나무 모종을 구입한다.
2 양지에서 잘 자란다.
3 둘 다 비옥한 토양을 좋아한다.
4 수분은 보통으로 관수한다.
5 겨울에 노지에서 월동한다.

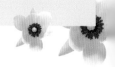

항암 성분이 있는

동백나무 꽃

차나무과 상록활엽소교목 *Camellia japonica* 15m

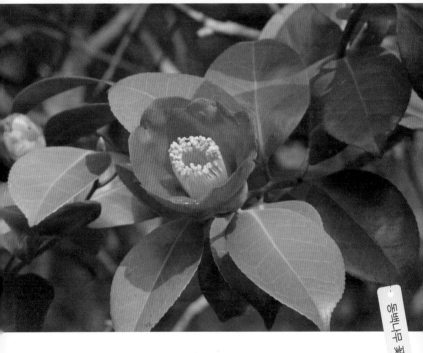

동백나무 꽃

전라도와 남부 해안지방, 제주도에서 자생하는 동백나무는 높이 15m 정도로 자라고, 어긋난 잎은 타원형이거나 긴 타원형이다. 잎의 길이는 5~12cm 정도이고, 가장자리에 파도 모양 톱니가 있다. 꽃은 12월부터 개화를 하지만 보통 4월에 많이 개화한다. 꽃은 잎 겨드랑이나 줄기 끝에서 1개씩

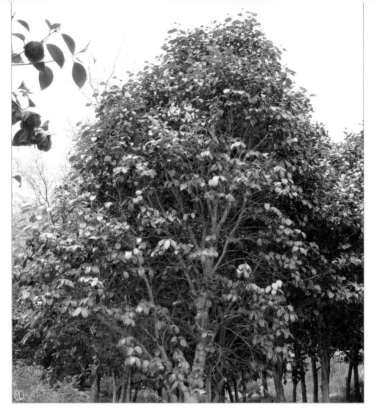

달리고 꽃의 길이는 3~5cm 정도이다.

꽃받침잎은 5개이고, 꽃잎은 5~7개이다. 노란색 수술은
100여 개이고, 암술대는 3개로 갈라진다.

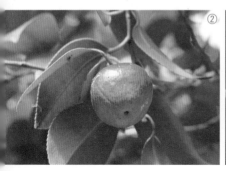

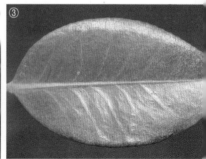

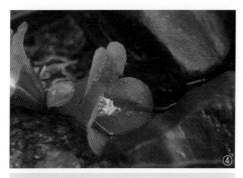

열매는 지름 3~5cm의 둥근 모양이고 9~10월에 결실을 맺는다.

성숙한 열매는 붉은색 껍데기가 저절로 벌어지면서 2cm 크기의 씨앗이 보이는데 보통 3~9개씩 들어 있다.

① 유달산의 동백나무
② 동백나무 열매
③ 동백나무 잎
④ 물가에 떨어져 있는 동백나무 꽃

씨앗에는 동백유가 함유되어 있는데 이 기름은 머릿기름으로 사용할 뿐만 아니라 사람이 식용할 수도 있다.

꽃의 맛

꽃잎은 두툼한 식감이 있다. 노란색 꽃밥은 매우 맵다. 날것으로 먹기에는 어려운 점이 많다. 흰동백나무 꽃은 꽃잎이 조금 달달하다.

| 먹는 방법 |

12~4월 사이에 꽃을 채취한다. 날것으로 먹기에는 맵기 때문에 요리 장식용으로 사용한다. 잘 건조시킨 꽃은 차로 음용한다. 건조시킨 꽃을 야채처럼 조리해 먹거나 떡 요리에 사용한다. 어린 잎은 차나무 잎처럼 차로 음용한다.

| 약성과 효능 |

꽃을 잘 건조시킨 뒤 약용한다. 타박상, 종기, 비출혈, 지혈, 장풍하리 등에 효능이 있고 항암 성분이 있는 것으로 알려져 있다.

| 번식 |

9~10월에 종자를 채취해 바로 파종한다. 3~4월, 6~8월에 꺾꽂이로 번식시킨다.

| 키우기 |

1 꽃집에서 묘목을 구입한다.
2 반음지성 식물이다. 양지에서 키울 경우 꽃의 유지 기간이 단축될 수도 있다.
3 사질 토양에서 잘 자란다.
4 수분은 보통으로 관수한다.
5 중부 내륙지방의 경우 보온 처리를 하면 월동할 수도 있다.

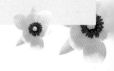

신경쇠약, 저혈압, 당뇨병을 치료하는
두릅나무 & 음나무 꽃
두릅나무과 낙엽활엽관목 *Aralia elata* 3~4m

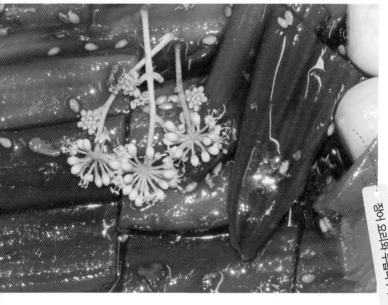

정어 요리와 두릅나무 꽃 정식

두릅나무과에 속하는 '두릅나무', '음나무', '가시오갈피 나무' 꽃은 산형화서에서 자잘한 꽃들이 모여 달린다.

꽃이 예쁘지는 않지만 유명한 약용 식물이므로 한 번쯤 먹어 볼 만하다.

이들 나무의 꽃들은 공통적으로 아삭한 식미가 있지만 약간 비린 맛이 나기 때문에 과다섭취하면 속이 울렁거릴 수도

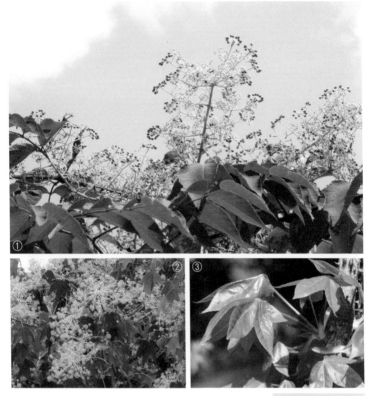

① 두릅나무
② 음나무 꽃
③ 음나무 어린 잎

있다. 달달한 소스나 고추장에 찍어 먹는 것이 좋다.

　참고로, 이들 나무들은 전부 벌 같은 날벌레들이 좋아하는 여름 꽃이므로 식용하기 전에 반드시 깨끗이 세척하는 것이 좋다.

빈혈, 자양강장에 효능이 있는
연꽃

연꽃과 여러해살이풀 *Nelumbo nucifera* 1~3m

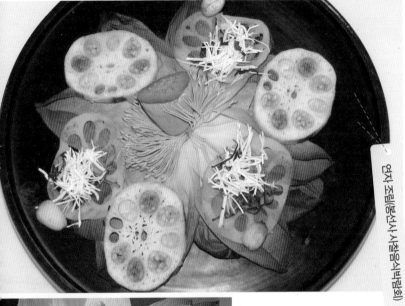

연지 조림(북선사 사찰음식박람회)

열대아시아와 호주가 원산지이다. 꽃은 7~8월경에 1송이씩 피고 흰색 꽃은 백련, 붉은색 꽃은 홍련이라고 부른다.

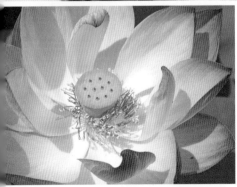

홍련과 연방

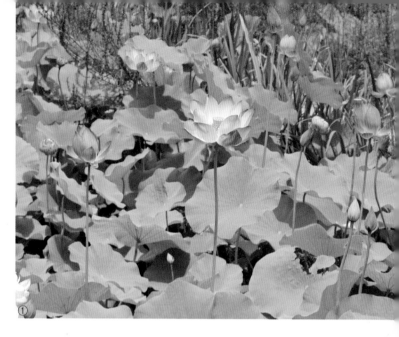

　꽃의 지름은 10~20cm 정도이고 꽃받침은 녹색, 꽃봉오리 안에는 녹색의 화탁(연방)이 있다. 화탁의 지름은 10cm 정도이고 구멍에는 씨앗인 연자가 들어 있다. 열매는 10월에 성숙한다.

　줄기는 물 속 뿌리 줄기에서 올라온 뒤 수면 위로 1m 정도 자란다.

　연꽃은 잎이 수면 위로 올라온 뒤 허공에 떠 있고, 수련은 수면에 잎이 붙어서 자라므로 이 점으로 연꽃과 수련을 구별할 수 있다. 잎은 둥근

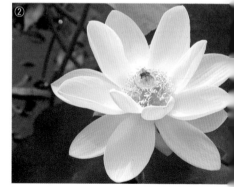

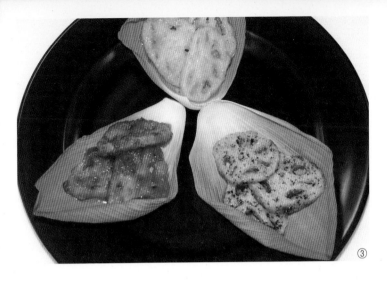

형태이고 지름 40cm 정도이다.

연꽃은 뿌리, 잎자루, 열매, 꽃 등 전체를 식용할 수 있다.
아스파라긴, 비타민 C, 레시틴, 칼륨 성분이 함유되어 있는
연근(뿌리)은 조려먹거나 튀겨먹을 수 있다.

열매는 볶아 먹거나 삶아먹고, 잎은 연밥 같은 여러 가지
음식을 만들 때 음식물을 포장하거나 연잎 차로 마신다.

꽃은 음식물을 장식하거나 차로 마시는데 음식 장식에는
홍련 꽃잎을, 차는 백련 꽃잎을 사용한다.

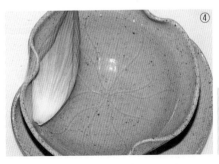

어린 줄기는 샐러드
로 먹거나 야채처럼
볶아먹는다.

① 연꽃 단지
② 백련
③ 연꽃 잎 데코레이션
④ 연꽃 차

꽃의 맛

꽃은 통째로 차를 만들어 마시거나 모양내기로 사용한다.

| 먹는 방법 |

연꽃차는 8월 말에 수확한 꽃을 통째로 찜통에 쪄서 며칠 정도 건조시킨 뒤 습기가 차지 않는 장소에 보관하거나 냉동시킨 뒤 차로 우려 마신다. 꽃 1송이당 20~30인분의 연꽃차를 만들 수 있다. 때때로 잘 건조시킨 어린 잎을 연꽃차로 음용하기도 한다.

| 약성과 효능 |

연꽃, 열매, 잎, 뿌리를 약용한다. 해열, 설사, 월경불순, 빈혈, 자양강장 등 여러 가지 약용 효과가 있다.

| 번식 |

종자, 뿌리줄기

| 키우기 |

1 수생식물 전문 도매상에서 모종을 구입한 뒤 수조(연못)에 화분을 담근다.
2 양지성 식물이므로 햇볕이 잘 드는 곳에서 키운다.
3 뿌리번식의 경우 연근으로 자라지 않은 땅 속 뿌리줄기를 2마디 정도 잘라 점토질 토양이나 황토 흙의 화분에 심는다.
4 종자 번식의 경우 종자를 물에서 발아시킨 뒤 뿌리가 나오면 황토 75%, 물 25%를 채운 곳으로 옮긴다.
5 겨울에 노지에서 월동할 수 있지만 강원도의 추운 지방에서는 비닐하우스로 월동 처리한다.

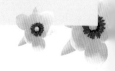

1년 365일
허브꽃
먹기

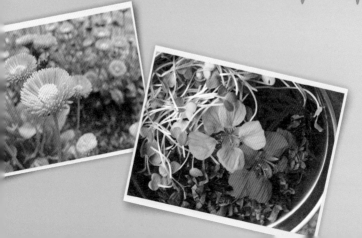

몸 속의 독성을 없애주는
한련화
한련과 덩굴성 한해살이풀 *Tropaeolum majus* 1.5~3m

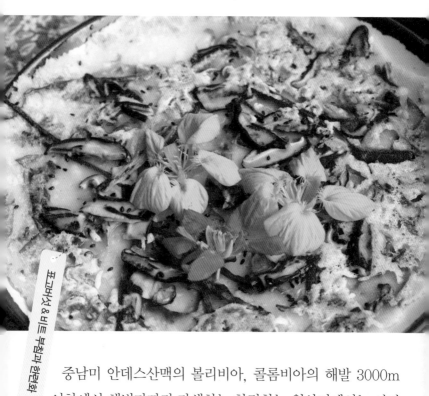

표고버섯 & 비트 무침과 한련화

중남미 안데스산맥의 볼리비아, 콜롬비아의 해발 3000m 이하에서 해변가까지 자생하는 한련화는 원산지에서는 여러해살이풀이지만 국내에서는 한해살이풀로 취급한다.

어긋난 잎은 작은 연잎처럼 생겼고 9개의 맥이 부채살로 퍼지며, 잎맥이 조금 패여 있다.

꽃은 6월에 잎 겨드랑이에서 꽃대가 올라온 뒤 1개씩 달린다. 꽃의 지름은 2.5~5cm 정도이고 꽃받침조각과 꽃잎은 5개, 꽃받침조각의 하단부는 하나로 합쳐진다.

번식력이 매우 왕성할 뿐만 아니라 꽃이 무리지어 피기 때문에 실내에서 온도를 적절히 맞춰주면 1년 내내 꽃을 수확하여 식용할 수 있다.

꽃의 색상은 붉은색, 노란색, 크림색, 오렌지색 등이 있다.

길이 2cm 정도의 열매는 안쪽이 3개로 갈라져 있고 각각 1~1.5cm 길이의 씨앗이 들어 있다.

유럽에서 '승전화(勝戰花)'라고 불리는 이 식물은 우리나라의 땅에서 자라는 연꽃이란 뜻에서 한련(旱蓮)이라는 이름

한련화 꽃

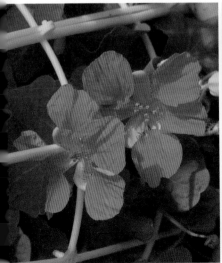

한련화 잎

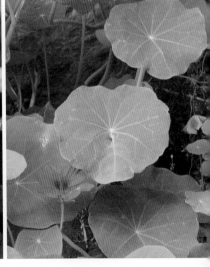

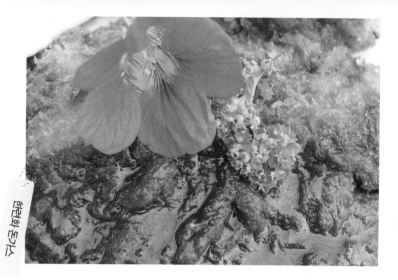

이 붙었다. 영어로는 나스터티움(Nasturtium)이라고 부른
다.

한련화는 꽃, 잎, 오일, 씨앗 등 식물체 전체를 먹을 수 있
는 정평이 난 식물이다.

꽃은 샐러드로 즐길 수 있을 뿐만 아니라 비빔밥 같은 한
식과 스테이크, 돈가스 같은 각종 양식을 먹을 때 데코레이
션을 겸해 먹을 수 있다.

약간의 후추(겨자) 풍미가 있는 꽃은 온실과 실내에서 키
울 경우 1년 내내 수확할 수 있으므로 동서양의 식용 꽃 전문
음식점에서 매우 중요한 먹는 꽃으로 활용한다.

노지에서 키우는 한련화는 보통 6월경에 피지만 온실이나
실내에서 키울 경우 연중 꽃을 수확할 수 있다.

연잎을 닮은 어린 잎은 이른 여름부터 서리가 내리기 전까
지 식용할 수 있다.

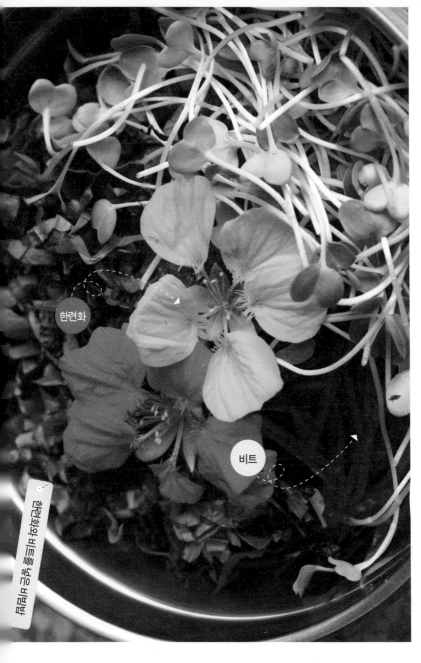

한련화

비트

한련화와 비트를 샐러드에 넣어서

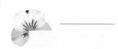

꽃의 맛 ○

연한 겨자 맛이 난다. 세계적으로 가장 안전하고 인기
있는 먹는 꽃이다.

| 먹는 방법 |

꽃의 맛은 톡 쏘는 겨자 맛이 연상된다. 씹으면 두툼한 육질과 약간의 물
컹한 즙이 스며 나온다. 꽃을 식용할 때는 날것으로 먹거나 비빔밥, 각종
샐러드로 먹는다.

잎은 전체적으로 물냉이 혹은 후추 맛과 비슷하다. 어린 씨앗은 날것 또
는 구워서 식용하거나 분말화하여 후추 대용으로 사용한다. 꽃은 때때로
진딧물이 발생할 수 있으므로 세척해서 식용한다.

| 약성과 효능 |

꽃 100g당 130mg 정도의 비타민 C가 함유되어 있다. 전초는 항균, 항
진, 이뇨, 설사, 월경 촉진, 거담, 변비에 효능이 있고 몸 속 독성을 없애
는 효능이 있다.

| 번식 |

종자(4월) 또는 꺾꽂이(봄, 가을)

| 키우기 |

1 화원에서 건강한 모종을 구입한다.
2 양지 또는 밝은 그늘에서 키우고 여름에는 약간 차양막을 설치한다.
3 토양은 가리지 않지만 물빠짐이 좋은 토양을 권장한다.
4 비료는 1개월 간격으로, 수분은 보통으로 공급한다.
5 정원에서 키울 경우 화단이나 무밭, 배추밭 둘레에서 키우면 한련화에
  서 기생하는 진딧물이 각종 곤충을 유인하는 효과가 있다. 실내에서는
  베란다에 암석 정원을 꾸미거나 걸이분으로 키운다.
6 노지에서 키운 한련화는 겨울에 실내로 옮긴다.

간질, 천식, 이뇨에 효능이 있는

팬지(비올라) 꽃

제비꽃과 한해살이풀 *Viola tricolor* 10~25cm

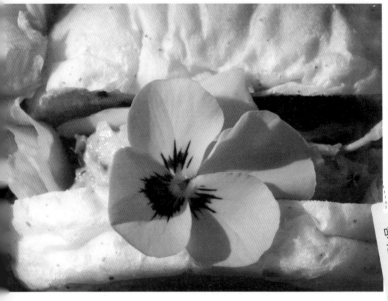

참치샌드위치와 팬지

유럽 원산의 팬지는 원산지에서는 여러해살이풀이지만 국내에서는 한해살이 또는 두해살이풀로 취급한다. 꽃은 흰색, 노란색, 자주색 꽃이 피거나 여러 색상이 혼합된 꽃이 있고, 교배종이 많아 최근엔 다양한 색상의 꽃을 볼 수 있다. 흔히 도로변 화단에 즐겨 심는다.

꽃의 지름은 5cm 정도이고 흡사 사람의 얼굴을 연상시킨

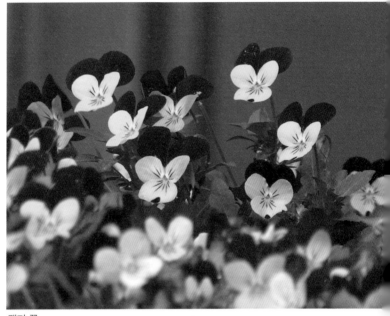

팬지 꽃

다. 꽃잎은 5개인데 상단 2개의 잎은 크며 무늬가 없고, 하단 3개의 잎은 무늬가 있고 크기가 서로 다르다. 꽃의 중앙에는 뾰족한 털이 있다.

팬지는 추위에 강건해 남부지방에서 월동이 가능하지만 중부지방에서는 겨울에 실내에서 키운다.

번식은 가을과 봄에 씨앗으로 할 수 있는데, 꽃이 개화하려면 낮은 온도가 필요하므로 일반적으로 가을에 씨앗을 뿌리고 봄에 꽃을 본다.

봄에 뿌린 씨앗은 여름에 적은 수의 꽃이 피지만 최근 나

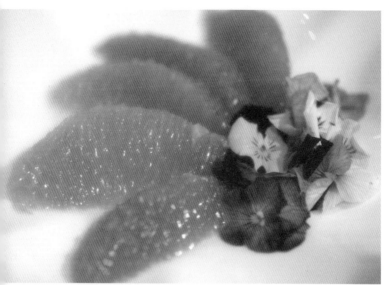

안면도꽃박람회의 전시 작품인 팬지 & 자몽 샐러드

팬지 꽃

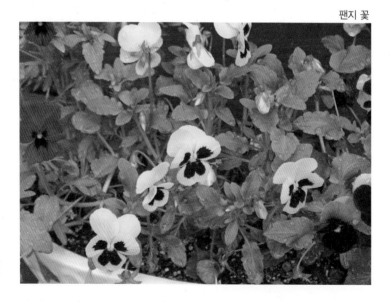

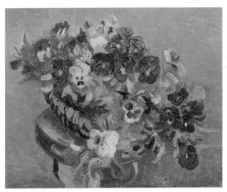
반 고흐의 Mand met viooltjes

오는 원예종들은 여름에도 개화량이 많다.

역사적으로 볼 때 팬지는 영국의 Charles Bennet의 딸인 메리 엘리자베스 베넷(1785~1861년)이 아버지의 정원에서 키우면서 유럽 전지역에 알려졌다.

당시 그녀와 그녀의 정원사는 삼색제비꽃이라고 불리는 Viola Tricolor와 그 외의 팬지류를 교잡종하여 신품종을 만들었고, 이것을 1813년 원예세계(horticultural world)에서 소개하면서 팬지는 유럽 전역에서 선풍적인 인기를 얻는다. 이후 러시아, 미국 등에서도 큰 인기를 얻으면서 지금은 장미 다음으로 대중적인 꽃으로 알려지게 된다.

이름 '팬지'는 프랑스어 단어인 Pensee(사색)에서 유래된 말로 꽃의 생김새가 인간이 사색하는 모습을 연상시킨다고 해서 붙었다.

로맨틱과 사색을 상징하는 꽃 팬지는 근대 자유사상가들의 기호로 흔히 사용되었고 각종 문학이나 시인, 예술가들의 예술 소재로 흔히 인용되었다.

대표적으로 앙리 루소는 팬지 그림이 그려진 편지를 어느

연인에게 보내면서 "당신에게 나의 모든 팬지를 받칩니다."
라고 하였다.

1887년 반 고흐는 'Mand met viooltjes'라는 그림에서
팬지 꽃을 그렸다.

세익스피어의 '한여름밤의 꿈'을 읽으면 사랑의 묘약이 등
장하는데 이 묘약은 팬지로 만든 즙(주스)이라고 한다.

고대 유럽에서는 팬지를 허트이즈(Heartease)라고 불렀는
데 팬지로 만든 약은 이별의 상처를 아물게 하는 효능이 있
었기 때문이라고 한다.

팬지(비올라)의 맛 비교

같은 시기에 심은 뒤 같은 날 3종류의 꽃을 먹어 보고 비교하였다.

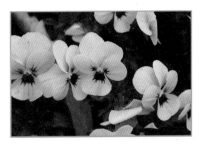

1. 노란색 팬지 꽃

약간 텁텁하지만 단맛이 있다. 날것으로 무난하게 식용할 수 있지만 식감이 좋지 않으므로 샌드위치 등에 넣어 먹는다. 한 번에 다량 섭취할 경우 설사를 유발할 수도 있다.

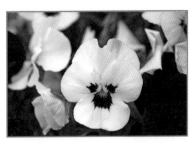

2. 흰색 팬지 꽃

조금 텁텁하고 조금 맵다. 날것보다는 조리해서 먹는 것이 좋다.

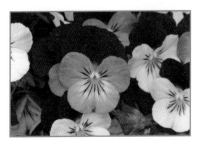

3. 보라색 팬지 꽃

전체적으로 매운맛이 있다. 조리해서 먹거나 먹는 것을 회피한다.

꽃의 맛

텁텁하거나 매운맛, 조금 미세한 단맛

| 먹는 방법 |

꽃의 색상에 따라 조금씩 맛이 다르다. 노란색 팬지는 약간 달달한 맛이 나고 그 외의 팬지는 텁텁하거나 맵다. 꽃은 날것, 샐러드, 수프로 먹거나 음식의 고명으로 먹는다. 수프로 조리할 때는 아욱과 식물인 무궁화 꽃이나 마쉬멜로우 꽃처럼 조금 많이 넣어 진하게 조리한다.

| 약성과 효능 |

전초를 약용할 경우 간질, 천식, 염증, 발한, 기관지염, 백일해, 가슴 통증, 류머티즘, 방광염, 이뇨 등에 효능이 있고 피부 트러블, 습진 등에 외용한 기록이 있다. 꽃은 노란색, 녹색 등의 염료식물로 사용하고 잎은 리트머스 용도로 사용할 수 있다.

| 번식 |

종자(9월), 포기나누기
(가을 또는 꽃이 개화한 직후)

| 키우기 |

1 화원에서 건강한 모종을 구입한다.
2 밝은 반양지가 좋다. 그늘에서도 성장이 양호하지만 꽃이 적게 핀다.
3 토양은 가리지 않지만 부식질의 물빠짐이 좋은 토양에서 잘 자란다.
4 수분은 흙이 건조할 때 촉촉하게 공급한다.
5 9월에 씨앗을 뿌리면 이듬해 4~5월에 꽃이 핀다.
6 중부지방에서는 월동이 불가능하므로 겨울에 실내로 옮긴다.

바흐 꽃 처방으로 유명한

임파첸스

봉선화과 한해살이풀 *Impatiens walleriana* *15~60cm*

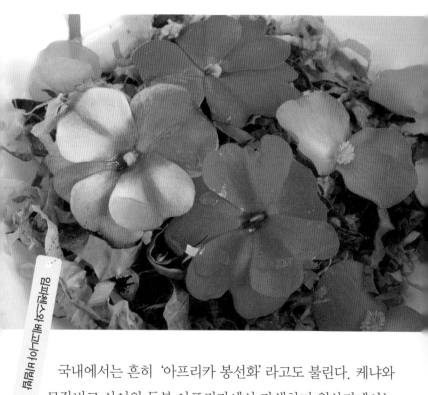

국내에서는 흔히 '아프리카 봉선화'라고도 불린다. 케냐와
모잠비크 사이의 동부 아프리카에서 자생하며 원산지에서는
여러해살이풀이지만 국내에서는 한해살이풀로 취급한다.

　공해는 물론 어두운 곳에서도 잘 자라기 때문에 도로변 화
단이나 가정집에서 흔히 키운다.

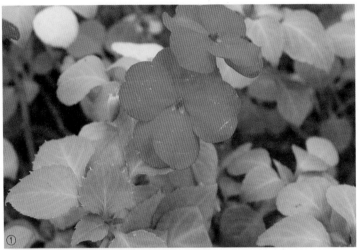

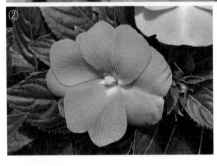

① 붉은색 꽃이 피는 임파첸스
② 뉴기니 봉선화

4~5월에 씨앗을 뿌리면 6~9월 사이에 개화한다. 실내에서 키울 경우 한겨울에도 꽃을 볼 수 있다.

어긋난 잎은 길이 3~12cm 정도이고 줄기 상단부 잎은 돌려나는 것처럼 보인다. 꽃의 크기는 2~5cm 정도이고, 최근 나오는 원예종들은 겹꽃 품종이 있다.

꽃은 잎 겨드랑이에서 1~3개씩 달리고, 꽃의 색상은 흰색, 붉은색, 분홍색 등이 있다. 이 종류의 식물들은 열매가 성숙하면 부풀어오른 뒤 손으로 건드리면 툭 터진다고 하여 'Touch Me Not'이라는 이름으로도 불린다.

임파첸스의 유사종은 뉴기니 원산의 '뉴기니 봉선화'가 있고, 국내 자생종에는 '봉선화'와 '물봉선'이 있다. '봉선화'는 예로부터 식용 불가능한 식물로 알려져 있는데 이 종류의 식물들은 미네랄 함량이 많아 정기적으로 대량 섭취하면 몸에 좋지 않은 영향을 주기 때문이다.

그러나 잎을 데쳐서 식용하거나 소량 섭취하면 몸에 영향을 주지 않는 것으로 보고 있지만 류머티즘, 관절염, 통풍, 신장결석 등의 증세가 있는 사람들은 섭취에 주의해야 한다.

만일 봉선화류의 꽃을 식용하고 싶다면 임파첸스 정도만 먹는 것이 좋으며 가급적 소량 섭취를 원칙으로 한다.

꽃의 맛

예로부터 먹는 꽃으로 인기가 많지만 아무런 식미가 없다.

먹는 방법

꽃잎의 육질이 매우 풍부하고 부드럽다. 식미면에서는 거의 아무 맛도 나지 않는 맹한 맛이므로 비빔밥 등에 넣어 먹는다. 이때 꽃잎에 참기름을 조금 뿌린 뒤 비벼 먹는다. 아무래도 부드러운 육질 때문에 식용 꽃으로 인기를 얻은 것으로 추정된다.

약성과 효능

알려진 약성 정보가 없다. 봉선화과 식물인 물봉선이 신경과민, 정신긴장을 풀어주는 바흐 플라워 처방 꽃으로 유명하므로 그와 같은 방식으로 임파첸스를 응용할 수 있다. 바흐 플라워란, 성숙한 꽃을 해가 뜨기 전 채집하여 샘물에 하룻 동안 우려낸 뒤 우려낸 물을 끓여서 만든 꽃의 엑센스를 신경과민 등에 처방하는 기법을 말한다.

번식

종자 또는 꺾꽂이

키우기

1 화원에서 건강한 모종을 구입한다.
2 양지 또는 반그늘에서 키우데 약간 그늘진 곳을 권장한다.
3 토양은 가리지 않지만 물빠짐이 좋은 토양을 권장한다.
4 수분을 주기적으로 공급해야 하는데 습하지 않도록 한다.
5 15℃ 이하로 내려가면 실내로 옮긴다.

참고

임파첸스와 꽃의 생김새가 비슷한 일일초(매일초)

일일초는 협죽도과 식물이므로 꽃의 식용을 피하는 것이 좋다. 일일초는 꽃잎이 5개로 갈라져 5개의 꽃잎이 달려 있는 것처럼 보이므로 임파첸스와 구별할 수 있다.

노화방지에 효능이 있는
토레니아

현삼과 한해살이풀 *Torenia fournieri* 20~30cm

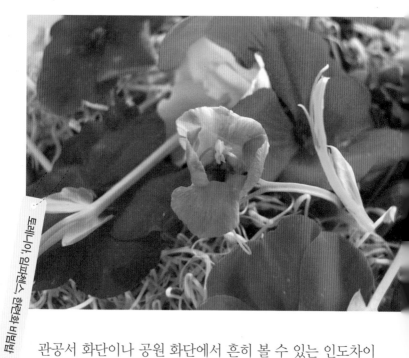

토레니아, 임파첸스 한련화 캠

관공서 화단이나 공원 화단에서 흔히 볼 수 있는 인도차이나 원산의 한해살이풀이다.

최근 토레니아의 꽃을 쥐에게 먹인 결과 노화방지에 효능이 있는 것으로 확인되었다. 사실 모든 꽃들은 항산화 성분이 있으므로 꽃을 식용하면 노화방지에 효능이 있다고 식용꽃 연구가들은 말한다.

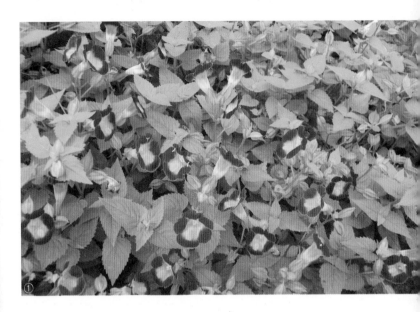

토레니아의 경우에는 특히 쥐의 뇌 활동에 많은 도움을 주는 것으로 연구되었다.

줄기는 4개의 능선이 있고 줄기 단면이 사각형처럼 보인다. 꽃은 8~10월 사이에 총상화서로 달리는데 햇빛을 자주 받을수록 꽃이 많이 핀다.

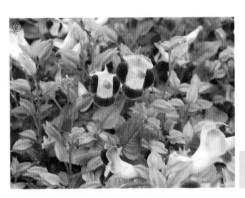

꽃의 생김새는 입술 모양이고 색상은 흰색, 붉은색,

① 붉은색 토레니아 꽃
② 파란색 토레니아 꽃

분홍색, 파란색 등이 있다.

줄기가 밑에서 갈라지면서 올라오므로 번식력이 강하고 텁수룩하게 자라는 경향이 있다.

가정집에서 키울 경우 화단에서 키우고, 실내에서는 걸이분에서 키운다. 화원에서 모종을 쉽게 구입할 수 있는 흔한 꽃이다.

꽃의 맛

식용 가능한 꽃이다.

| 먹는 방법 |

꽃에서 약간의 향이 있다. 샐러드로 먹거나 비빔밥으로 먹는다. 도로변 화단에서 채취한 토레니아의 꽃은 깨끗이 세척한 뒤 식용한다

| 약성과 효능 |

전초에 대해서는 알려진 약성 정보가 없다. 꽃은 노화방지에 효능이 있는 것으로 연구되었다.

| 번식 |

종자 또는 꺾꽂이(초여름)

| 키우기 |

1 화원에서 건강한 모종을 구입한다.

2 양지 또는 반그늘에서 키운다. 양지에서 키울 경우 꽃이 많아진다.

3 물빠짐이 좋고 비료질이 풍부한 토양에서 잘 자란다.

4 꽃 개화 시기를 피해 1개월에 한 번 액체비료를 공급한다.

5 비교적 습한 곳을 좋아하므로 여름철에는 수분을 주 2~3회 충분히 공급한다.

6 화단의 고사리, 비비추류의 꽃과 잘 어울린다.

7 15~30℃의 온도에서 잘 자라며 겨울에는 실내로 옮긴다.

보리지

지치과 한해살이풀 *Borago officinalis* 15~100cm

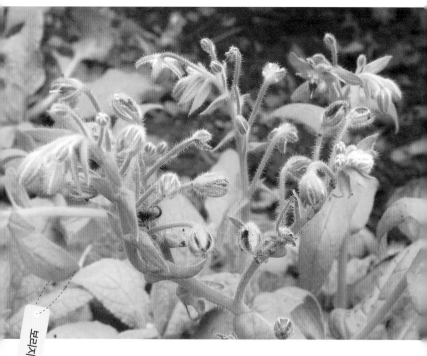

보리지

보리지는 예로부터 많이 알려진 식용 꽃이지만 씨앗에서 추출한 오일 성분 중에서 간에 나쁜 성분이 있는 것으로 최근 연구되었다. 따라서 간 관련 질환이나 간암이 있는 사람들은 식용을 피하는 것이 좋다.

식물체 전체에 강한 털이 많아 속명 Borago라는 이름이

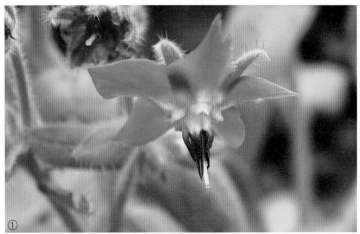

① 보리지의 꽃
② 보리지 가루를 넣은
   빵(봉평 허브나라)

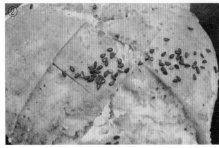

붙었다. Borago는
라틴어 Borra(강모)
에서 유래된 말이다.

유럽 지중해가 원산지인 보리지는 예로부터 의약 및 식용
꽃으로 널리 알려진 식물이다. 특히 항우울증에 효능이 있는
것으로 알려져 고대
인들은 술에 보리지
를 넣어 마시기도 하
였다.

어긋난 잎은 길이

5~20cm 정도이고 줄기에 잔털이 많이 있다. 잎에서는 약간 오이 냄새가 난다. 꽃은 7~8월에 보라색으로 피고 한두 송이씩 순서대로 달린다.

꽃잎은 5장, 별 모양으로 갈라지고, 수술은 검정색이다. 꽃받침과 꽃대의 잔가시는 손으로 만지면 통증이 느껴질 정도로 아프다

꽃의 맛 ○

전통적으로 먹는 꽃으로 유명하다.

| 먹는 방법 |

꽃에서 연한 오이 향이 나고 약간의 단맛이 가미되어 있다. 꽃은 샐러드로 먹거나 비빔밥으로 먹을 수 있고 과일 안주의 데코레이션으로 사용한다. 잎은 약간의 소금 맛과 오이 맛이 난다. 잎을 식용할 경우 조리해 먹거나 와인주에 넣어 먹는다. 잎을 날것으로 먹으면 감촉이 매우 좋지 않으므로 잘게 썰어 샐러드로 먹는다.

꽃과 잎을 차로 우려 마시기도 한다. 말린 잎과 줄기는 가루를 내어 각종 제과·제빵의 맛내기용 허브로 사용한다.

| 약성과 효능 |

잎은 포타슘, 칼륨 함량이 매우 높다. 전초는 우울증, 불안증, 이뇨, 신장, 진정제, 피부염에 효능이 있다.

신선한 잎은 각종 염증의 찜질팩으로 사용한다. 약용할 경우 간 관련 질병이 있는 환자에게는 투여하지 않는다.

| 번식 |

종자(봄)

| 키우기 |

1 화원에서 건강한 모종을 구입한다.
2 양지 또는 반그늘에서 키운다.
3 보습력이 좋은 토양을 좋아하고, 석회질 토양에서 특히 잘 자란다.
4 꽃대가 올라올 무렵 액체비료를 공급한다.
5 겉흙이 마르면 충분히 수분을 공급한다.
6 겨울에는 실내로 옮긴다.

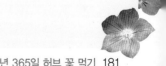

살균, 진통, 강장에 효능이 있는

페퍼민트

꿀풀과 여러해살이풀 *Mentha x piperita* 30~100cm

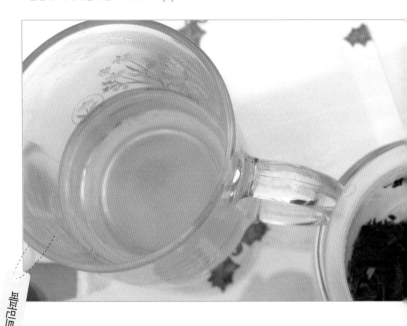

페퍼민트 차

페퍼민트는 흔히 '민트'라고 불리는 박하 향이 나는 식물이다.

원래 영국이 원산지이지만 수많은 교잡종이 탄생하면서 원산지를 구분하는 것이 무의미해졌다. 박하 향이 필요한 각종 향수, 치약, 아로마 제품, 가공식품에서 사용하고 국내에서는 페퍼민트 차로 인기가 많다.

높이 30~100㎝ 정도로 자란다. 줄기는 직립으로 서고 잎은 마주난다. 잎에는 잎자루가 있고 가장자리에 톱니가 있으며 5~8쌍의 잎맥이 있다.

꽃은 6~7월에 보라색으로 달린다. 잎겨드랑이마다 입술 모양의 꽃이 수상꽃차례로 피는데

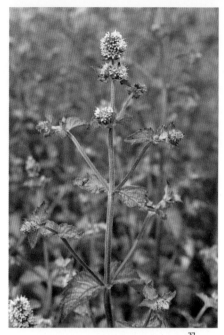
꽃

꽃받침은 5개로 갈라지고 꽃부리는 4개로 갈라진다.

꽃은 심심풀이로 따먹을 만하지만 날벌레가 많은 여름 꽃이므로 식용시 세척한 후 먹는다.

잎은 가정에서 흔히 페퍼민트 차로 마시는데 보통 6~7월에 수확한 뒤 건조시키거나 싱싱한 잎을 차로 마신다. 잎은 살균 목적의 목욕 첨가제로 사용할 수 있다.

페퍼민트의 이름은 향기가 후추(Pepper)처럼 톡 쏜다고 하여 이름 붙었다.

> **TIP** 페퍼민트 차 만들기
>
> 페퍼민트의 잎 2~3장을 흐르는 물에 세척한 뒤 뜨거운 물에 우려 마신다. 건조시킨 잎보다는 생잎을 우려 마시는 것이 더 맛있다.

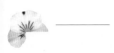

꽃의 맛

쓰디쓴 박하 풍미가 있다.

| 먹는 방법 |

꽃은 톡 쏘는 박하 맛과 약간의 매운맛이 난다. 비빔밥으로 먹거나 샐러드로 먹는다. 어린 잎은 차로 마시거나 맛내기용 허브 조미료로 사용할 수 있을 뿐만 아니라 톡 쏘는 맛의 샐러드나 비빔밥으로 잘게 썰어 먹는다. 이 종류의 식물들은 대부분 식용 가능하지만 엑센셜 오일 형태로 과다 섭취할 경우 임산부의 낙태를 유발할 수도 있다.

| 약성과 효능 |

전초는 살균, 진통, 건위, 강장, 감기, 폐결핵, 빠른 심장박동, 신경피로, 복부 가스에 효능이 있다. 잎을 우려 마시는 페퍼민트 차는 두통, 소화장애, 구강살균에 효능이 있다. 때때로 불임 치료 목적으로 사용하기도 하지만 임산부는 특히 오일 형태로 사용하는 것을 금하는 것이 좋다. 오일은 보통 살균 목적으로 사용한다.

| 번식 |

물꽂이, 잔가지를 물에 담가두면 1~4주일 뒤 뿌리를 내리는데 이때 흙으로 옮겨 심는다.

| 키우기 |

1 잎 뒷면을 확인해 상태가 좋은 건강한 모종을 구입한다.
2 양지 또는 반그늘에서 키운다.
3 토양은 가리지 않지만 물빠짐이 좋은 토양을 권장한다.
4 수분은 보통으로 공급한다.
5 정원에서 키울 경우 스스로 교배 및 번식이 매우 잘 되는 식물이므로 다른 민트류와 구분해서 심는다.
6 노지에서 월동이 가능하다.

살균, 우울증, 불임에 효능이 있는

세이지

꿀풀과 두해/여러해살이풀 *Salvia officinalis* 30~90cm

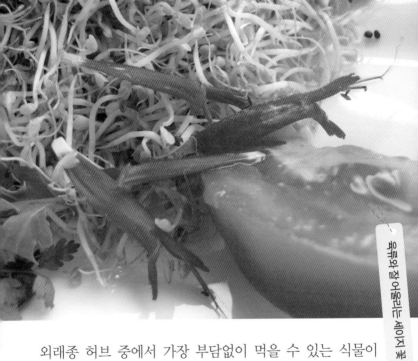

육류와 잘 어울리는 세이지 꽃

외래종 허브 중에서 가장 부담없이 먹을 수 있는 식물이다. 꽃의 색상과 잎 모양에 따라 다양한 품종이 있는데 인기 품종은 붉은색 계통의 꽃이 피는 체리세이지, 파인애플세이지, 핫립세이지 등이 있다.

파인애플세이지(Salvia elegans)는 멕시코 원산이며 붉은색 꽃이 핀다. 꽃에서 파인애플 향기가 난다고 하여 파인애플세이지라는 이름이 붙었다. 꽃은 날것으로 먹고 잎과 줄기는 약용한다.

체리세이지(Salvia greggii)는 꽃에서 체리 향기가 난다고 하여 이름이 붙었다. 꽃은 먹을 수 있고 약간의 쓴 맛과 꿀샘이 있다.

핫립세이지(Salvia Microphylla)는 체리세이지의 변종으로 꽃이 비교적 맛있고 꿀샘이 풍부하다. 식용 및 약용하거나 세안제로 사용한다.

흰색 계통의 꽃이 피는 클라리세이지(Salvia sclarea)는

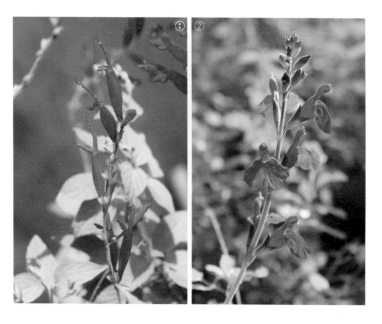

꿀샘이 있고 약간 쓰다. 꽃과 잎에서 진한 바닐라 향기가 나는 것이 특징이다.

블루세이지(Salvia far inac Benth)는 지중해 북안이 원산지이며 파란색 꽃이 핀다. 꽃을 날것으로 먹으면 쓴 맛이 강하므로 보통 돼지

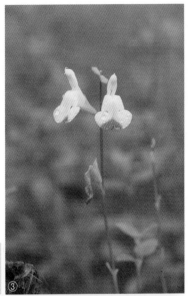

① 파인애플세이지　② 체리세이지
③ 핫립세이지　　　④ 멕시칸세이지
⑤ 블루세이지

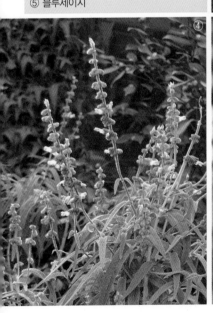

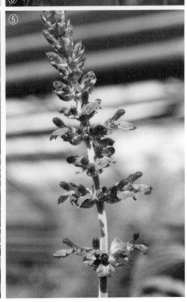

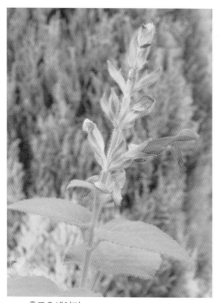
후르츠세이지

고기 같은 육류를 조리할 때 사용한다.

멕시칸세이지(Salvia leucantha)는 멕시코가 원산지이며 멕시칸부쉬 세이지라고도 불린다. 다른 세이지와 달리 잎과 꽃에서 벨벳 같은 질감이 있다.

온두라스가 원산지인 후루츠세이지(Salvia dorisiana)는 분홍색 꽃이 피며 꽃에서 여러 가지 과일 향이 난다. 꽃에는 꿀샘이 있지만 약한 편이고 꽃잎의 식감은 아삭하다.

꽃의 맛

세계적으로 식용 및 약용 꽃으로 유명하다.

| 먹는 방법 |

붉은색 계통의 세이지 꽃은 꿀샘이 발달해 있고 상큼할 뿐만 아니라 향이 좋다. 붉은색 계통은 꽃을 날것으로 식용하고 푸른색 계통의 세이지 꽃은 조리해서 먹는다. 붉은색 세이지 꽃은 소세지와 육류 같은 기름진 음식, 각종 음료나 칵테일과 매우 궁합이 잘 맞고 소화에 도움을 준다. 그 외 비빔밥, 샌드위치, 샐러드로 먹기도 한다.
잎은 절임, 조림, 샌드위치로 먹고, 카레 같은 각종 음식의 맛내기로 사용한다. 건조시킨 잎은 가루를 내어 조미료 대용으로 사용하는데 최소한 6개월 안에 식용해야 한다. 전초에서 얻은 정유는 아이스크림, 과자 제조에 사용한다.

| 약성과 효능 |

약용 역사가 매우 길다. 전초는 살균, 불안, 우울증, 불임, 자양강장, 관절통 등에 효능이 있다. 과다 복용할 경우와 유효기간이 지난 잎은 독성이 있으므로 임산부에게 처방하지 않는다. 파인애플세이지는 30cm 정도로 자라면 밑동을 놔두고 수확해서 약용한다.

| 번식 |

종자(4월) 또는 꺾꽂이

| 키우기 |

1 양지 또는 밝은 반그늘에서 키우는데 양지를 권장한다.
2 물빠짐이 좋은 알칼리성 토양을 권장한다.
3 수분은 조금 건조하게 관리한다.
4 정원에서 암석정원 등을 꾸미거나 아파트 베란다의 햇볕이 잘 드는 곳에서 키운다.
5 겨울에 실내로 옮긴다.

설사, 변비, 신장 질환에 효능이 있는

데이지

국화과 한/두해/여러해살이풀 *Bellis perennis* 10cm

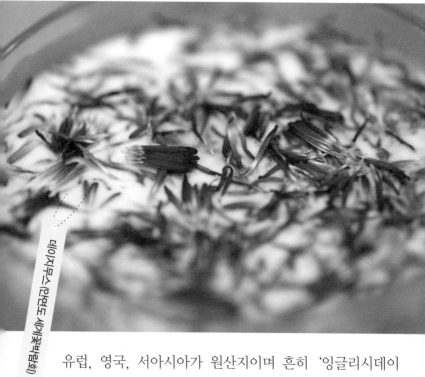

데이지무스 (안면도 세계꽃박람회)

유럽, 영국, 서아시아가 원산지이며 흔히 '잉글리시데이지' 라고 불린다.

그 외에 샤스타데이지, 리빙스턴데이지, 하이데이지, 페리스데이지 등의 품종이 있는데 우리가 알고 있는 데이지는 보통 잉글리시데이지를 말한다.

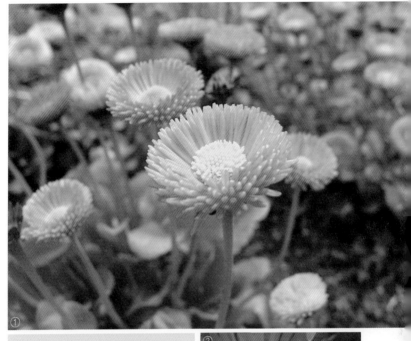

① 잉글리시데이지　② 리빙스턴데이지

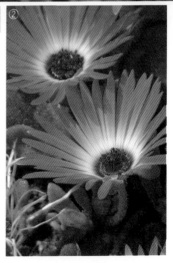

　꽃은 봄과 가을 사이에 피고 흰색, 분홍색, 붉은색 꽃이 달린다. 높이 10cm 내외로 자라고 긴 꽃대가 올라온 뒤 두상화서로 하나의 꽃이 달린다.

　데이지처럼 두상화서 모양의 꽃이 피는 국화과 식물들은 대개 차로 우려 마시는 경우가 많다.

  만일 싱싱한 꽃을 식용하고 싶다면 보통 혀꽃이라고 불리는 꽃잎 부분만 식용한다. 예로부터 약용 및 식용 꽃으로 많이 알려진 식물이지만 꽃의 맛은 그다지 좋지 않다.

  아프리카가 원산지인 리빙스턴데이지는 잎의 생김새가 두툼한 다육질이므로 쉽게 구별할 수 있다.

꽃의 맛

싸하고 쓰다. 때때로 맵거나 신맛이 난다.

| 먹는 방법 |

중앙의 관상화 부분을 제외한 혀꽃(꽃잎) 부분만 식용한다. 샌드위치, 샐러드, 수프에 넣어 먹거나 각종 요리에 데코레이션을 겸해 식용한다. 잎은 매운맛이 나며 보통 익혀서 식용한다.

| 약성과 효능 |

말린 꽃, 또는 전초를 약용한다. 각종 통증, 설사, 변비,
관절염, 간 염증, 신장 질환에 효능이 있다.
최근 에이즈(HIV) 치료제로서의 가능성이 연구되었다.
잎은 각종 상처와 타박상에 외용으로 바른다.
푹 달인 뿌리 즙은 습진, 괴혈병 치료제로 사용한다.

| 번식 |

3~5월, 9월에 씨앗을 수확하자마자 바로 파종한다. 발아온도가 15~20℃이므로 여름철과 겨울철에는 파종을 피한다.

| 키우기 |

1 화원에서 건강한 모종을 구입한다.
2 양지 또는 밝은 반그늘에서 잘 자란다.
3 토양은 가리지 않지만 물빠짐이 좋은 점질 토양을 권장한다.
4 수분은 보통보다 조금 건조하게 관리한다.
5 겨울에는 실내로 옮긴다.

기침, 감기, 기관지염에 효능이 있는

멕시칸스위트

마편초과 여러해살이풀 *Phyla dulcis* 2m

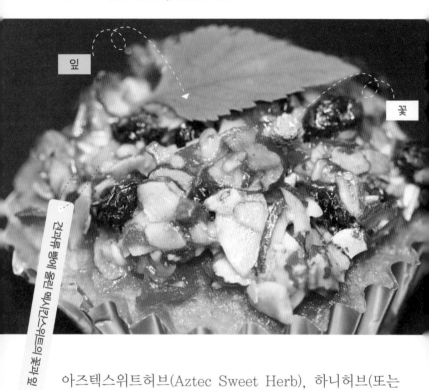

잎

꽃

견과류 빵에 올린 멕시칸스위트 꽃 요리

아즈텍스위트허브(Aztec Sweet Herb), 하니허브(또는 Honeyherb)라고도 불릴 정도로 단맛으로 유명한 이 식물은 멕시코와 카리브해의 쿠바, 푸에르토리코, 콜롬비아, 베네주엘라가 원산지이다.

고대 아즈텍에서 설탕 대용으로 사용된 이 식물은 스페인

탐험가들에 의해 16세기경 유럽에 상륙하였다.

당시 스페인의 화학자들은 이 식물의 당도를 규명하려고 애를 썼는데 훗날 프란체스코 헤르난데스라는 의사에 의해 이 식물의 감미 성분이 발견되었고, 이 감미 성분에 자신의 이름을 따 Hernandulcin라고 이름 붙였다.

이 성분은 사탕수수나 사탕무에 들어 있는 감미 성분보다 1천 500배 높은 감미 성분이므로 꽃잎을 씹으면 말 그대로 설탕이 혀에서 살살 녹는 느낌이 든다.

하지만 이 식물은 장뇌 성분이 풍부해 사탕수수처럼 설탕으로 산업화하기에는 난관이 많아 결국 잊혀져 갔고, 근래 들어 천연 감미료 붐이 일어나면서 외국의 식물 애호가들 사이에서 은근히 인기를 얻기 시작하고 있다.

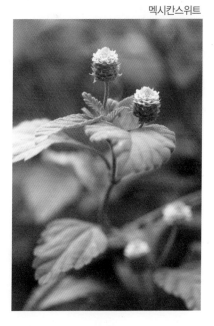

멕시칸스위트

꽃의 크기는 지름 1~2mm 정도일 정도로 매우 작다.

꽃을 식용할 경우 꽃받침까지 식용해야 하는데 꽃받침이 매우 쓰므로 가급적 꽃잎만 솎아서 음식물에 뿌려 먹는 방식으로 식용한다.

일반적으로 각종 음료의 감미료로 사용하는 것이 좋다.

멕시칸스위트의 전초는 높이 50~200cm로 자라고 꽃은 7~8월 사이에 개화한다. 줄기는 쓰러지는 경우가 많고 덩굴처럼 제멋대로 자라는 속성이 있다.

꽃, 잎, 뿌리에 강한 향기가 있고 씹으면 단맛과 쓴 맛을 함께 느낄 수 있다. 흰색 꽃잎 부분만 분리해 식용하면 쓴 맛이 나지 않는 100% 단맛을 보여준다.

꽃의 맛

아즈텍 인들이 설탕 대용으로 식용한 단맛 나는
꽃으로 유명하다.

| 먹는 방법 |

꽃을 식용할 경우 꽃잎은 달고, 꽃받침은 매우 쓰므로 꽃받침을 분리한
뒤 식용한다. 잎에서도 쓴 맛과 단맛이 공존하는데 아무래도 쓴 맛이 매
우 강한 편이다. 멕시코에서는 여러 요리에서 조미료 대용으로 사용한다.
이 식물의 쓴 맛은 약간의 독성이 있는 것으로 연구되었다. 이 독성 중
몇몇 성분이 암 치료에 가능성이 있을 것으로 연구되고 있지만 아직 정
확하게 내려진 결론은 없다.

| 약성과 효능 |

아즈텍의 주술사들은 감기에 달콤한 허브를 처방하였다. 멕시코의 민간
에서는 예로부터 기침, 감기, 기관지염, 천식, 복통 치료에 이 허브를 사
용한 기록이 있는데 19세기경 스페인 의사들은 이러한 처방을 타당하다
고 인정하였다.

| 번식 |

종자, 포기나누기, 꺾꽂이

| 키우기 |

1 허브 전문 식물원에 통해 건강한 모종을 구입할 수 있는지 문의해 본
  다.
2 양지 또는 반그늘에서 잘 자란다.
3 토양은 가리지 않지만 물빠짐이 좋은 토양을 권장한다.
4 수분은 보통으로 공급한다.
5 중부지방에서는 겨울에 실내로 옮긴다. 남부지방에서는 노지에서 월동
  이 가능할 것으로 추정된다.

저감미료 시대의 최고 허브식물

스테비아

국화과 여러해살이풀 *Stevia rebaudiana* 70~100cm

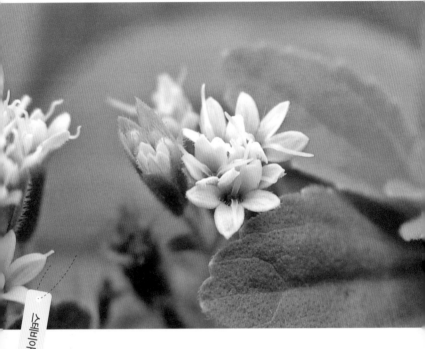

스테비아꽃

앞에서 설명한 '멕시칸스위트'는 단맛과 쓴 맛이 공존하기 때문에 날것으로 먹기에는 고충이 많지만 '스테비아'는 순도 100%의 단맛만 가지고 있어 입에 넣는 순간 혀에서 살살 녹는다.

식물체에는 알려진 독성이 전혀 없으므로 꽃과 잎을 동시에 먹을 수 있는데 그 옛날에 먹었던 신화당의 맛을 연상시키듯 매우 달콤한 맛이 특징이다.

꽃은 말 그대로 입에서 살살 녹는 느낌이며 잎 또한 사르르 녹는 느낌이다.

남미의 브라질과 파라과이가 원산지인 이 식물은 스테비오사이드(stevioside) 성분이 감미의 근원이며 이는 설탕의 300배에 달하는 단맛을 보여준다.

식용 방식은, 꽃을 수확하거나 잎을 수확해 날것으로 바로 먹는데 먹는 순간 매우 달콤한 맛을 바로 느낄 수 있다. 잡맛이 전혀 없는 달콤한 감미를 자랑하는 식물이므로 가정에서 한 번쯤 키워 볼 만하다.

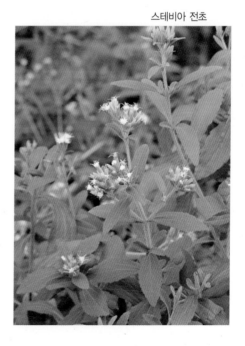

스테비아 전초

원산지에서는 하천 주변의 습한 곳에서 자생한다. 높이 1m 내외로 자라며 마주난 잎은 가장자리에 톱니가 있고 식물체 전체에 부드러운 잔털이 있다.

꽃의 크기는 지름 0.6cm 정도이고 관상

화가 5~6송이씩 모여서 핀다.

근대 초에는 이 식물의 정체가 명확하게 규명되지 않아 이 식물의 식용을 여러 국가에서 금지해 왔으나 이웃 일본은 수십 년 전부터 양성화했고 미국 또한 최근 식품 첨가물로 양성화했다.

국내에서는 1970년경부터 연구 목적으로 재배하기 시작하였고 최근 캔디, 제과 등을 제조할 때 식품 첨가물로 스테비아를 양성화시킬 예정이다. 수확 최적기는 9월이다.

속명 Stevia는 스페인의 식물학자이자 의사인 페트로 자코브 스티브(Petrus Jacobus Stevus)의 이름에서 따왔다.

꽃의 맛

세계적으로 달콤한 맛이 나는 꽃으로 유명하다.

| 먹는 방법 |

설탕에 비해 당도가 150~300배 정도 높고 당도가 오래간다. 싱싱한 꽃은 날것으로 먹어도 매우 달콤하다.

잎도 6~7% 정도의 감미 성분이 함유되어 설탕보다 40배의 단맛이 있으므로 날것으로 식용한다.

싱싱한 잎과 건조시킨 잎은 각종 절임 음식에 설탕 대용으로 사용하거나 계절음료에 설탕 대용으로 사용한다. 가루 잎은 차로 음용한다. 칼로리가 낮은 천연 감미료이므로 저감미료 붐에 알맞은 최고의 식물이다.

| 약성과 효능 |

알려진 약성 정보가 없다. 아직까지 알려진 독성 성분도 없다. 현재는 몇몇 국가에서 코카콜라를 비롯한 각종 상업용 음료수 및 설탕 같은 감미료 제조에 화학감미료인 사카린 대신 이 식물을 사용하고 있다.

| 번식 |

종자(씨앗이 작아 실패율이 높다.), 꺾꽂이(매우 잘 된다.)

| 키우기 |

1 화원에서 건강한 모종을 구입한다.
2 양지 또는 반그늘을 권장한다.
3 토양은 가리지 않지만 물빠짐이 좋은 토양을 권장한다.
4 수분은 보통보다 약간 건조하게 공급한다.
5 겨울에는 실내로 옮긴다. 남부지방에서는 겨울철 월동이 그 해 기온에 따라 때때로 가능하다.

항균, 살균의 효능이 있는

라벤더

꿀풀과 여러해살이풀/소관목 *Lavandula x heterophylla* 0.4~1.5m

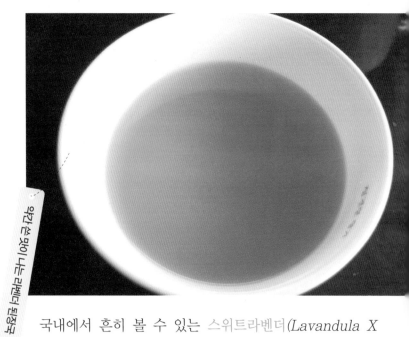

국내에서 흔히 볼 수 있는 스위트라벤더(*Lavandula X heterophylla*)는 지중해와 카나리아 제도에서 자생하며, 프랑스 서부지역에서 자생하는 *Lavandula dentata*와 *Lavandula angustifolia*의 교배종으로 보고 있다.

키는 60cm 내외로 자라고 잎은 가장자리가 뭉툭하게 갈라져 있다. 꽃은 보라색이고 수상화서로 자잘하게 달린다.

라벤더의 원종 중 하나인 *Lavandula dentata*는 '프리지

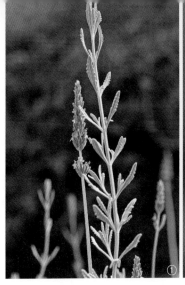
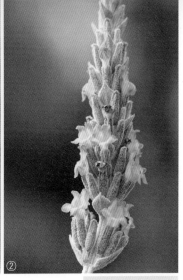

① 스위트라벤더
② 스위트라벤더 꽃

드라벤더'라고 불리는데 꽃과 잎을 건조
시킨 뒤 포프리나 각종 맛내기용 조미료로 사용할 수 있다.

잉글리시라벤더(*Lavandula angustifolia*)는 진짜 라벤더
라는 뜻에서 '트루라벤더'라고도 불리는데 꽃과 잎을 건조
시킨 뒤 포프리나 각종 맛내기용 조미료로 사용할 수 있다.

일반적으로 라벤더를 식용 및 약용하려면 변종보다는 원
종을 사용해야 한다.

교배종에서 볼 수 있는 잡성분이 없기 때문이다. 스위트라
벤더와 달리 높이 1.5m 이상 자란다.

허브식물원에서 흔히 볼 수 있는 피나타라벤더
(*Lavandula Pinnata*)는 라벤더 품종 중에서 향이 가장 약
하다. 잎의 가장자리가 고사리처럼 깊게 갈라지는 것이 특징
이다.

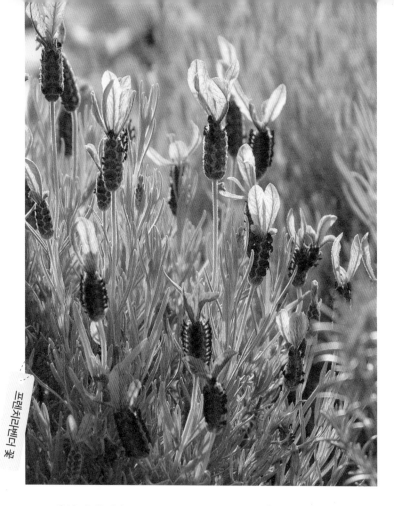

프렌치라벤더 꽃

프렌치라벤더(*Lavandula stoechas*) 혹은 스패니시라벤더라고 불리는 라벤더 품종은 앞의 라벤더 품종과는 전혀 다른 모양의 꽃이 핀다. 일반 라벤더에 비해 향이 조금 자극적이지만 약용 효능은 일반 라벤더와 비슷하다.

꽃의 맛

꿀샘이 조금 있고 달달한 맛이 난다.

먹는 방법

라벤더의 꽃은 단맛이 있지만 화서에서 분리해서 먹기에는 너무 작다. 신선한 꽃과 잎은 깨끗이 세척한 뒤 전자렌지로 건조시켜 즐기거나 아이스크림, 패스튜리, 샐러드, 수프, 국물 요리 등에 사용하지만 일반적으로 건조시킨 뒤 맛내기용 조미료로 사용할 것을 권장한다. 어떤 용도로 먹든 간에 소량 섭취를 원칙으로 한다.

섭취 가능한 라벤더는 *Lavandula angustifolia*, *Lavandula latifolia* 등의 원종들이며 프리지드라벤더(*L. dentata*) 등도 건조시킨 뒤 조미료로 섭취하는 경우가 많다. 프렌치라벤더(*L. stoechas*)는 향이 자극적이고 미각적으로도 맛이 없으므로 관상용으로 키운다. 교배종(하이브리드) 라벤더는 오일을 추출하기 위해 키우고, 대개 향수 제조 목적으로 키우므로 식용에서 제외시킨다.

약성과 효능

라벤더 원종들은 향수, 아로마 오일, 비누, 의약, 포푸리 용도로 고대 시대부터 사용되어 왔다. 원종들은 항균, 살균 효과의 아로마 테라피에 특히 좋다. 교배종 품종은 낙태 성분 같은 잡성분이 있으므로 라벤더 엑센스 오일을 임산부가 사용하는 것은 주의해야 한다.

번식

종자, 꺾꽂이

키우기

1 화원에서 건강한 모종을 구입한다.
2 양지에서 키운다.
3 물빠짐이 좋은 사질 토양에서 잘 자란다.
4 수분은 보통보다 조금 적게 공급하고, 습도가 높은 장마철에 주의한다.
5 겨울에 실내로 옮긴다.

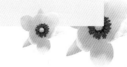

살균, 황산화 성분이 있는

로즈마리

꿀풀과 여러해살이풀 *Rosmarinus officinalis* 1.5m

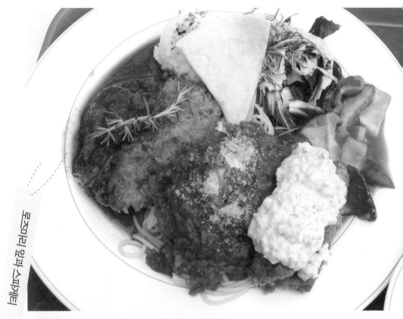

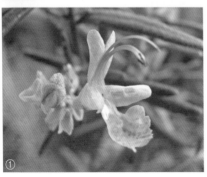
①

지중해가 원산지인 로즈마리는 고대 그리스 때부터 허브로 유명하였고 기억, 우정, 사랑을 상징하는 약초로 알려져 왔다. 또한 피

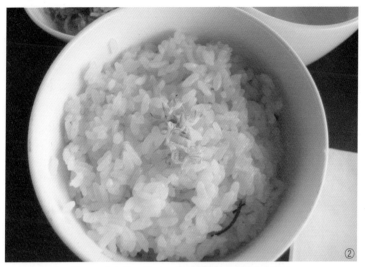

① 로즈마리 꽃 ② 로즈마리 꽃밥 ③ 로즈마리 전초

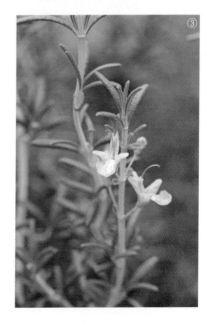

부 질환 개선에 도움을 주어 아로마 허브로도 정평이 난 식물이다.

꽃은 품종에 따라 3~7월 사이에 개화하는데 연한 보라색, 하늘색, 분홍색, 흰색 꽃이 피고, 온실에서 키울 경우 겨울에도 꽃이 핀다. 박하 향이 나는 이 꽃은 향기가 좋을 뿐만 아니라 살균, 진정

효과가 있어 정신 건강에 많은 도움을 주므로 실내 식물로도 안성맞춤이다. 실내에서 키울 경우 베란다의 햇빛이 잘 드는 곳에 키우는 것이 좋다.

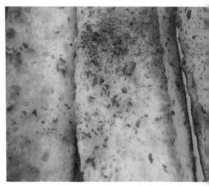

로즈마리 마늘빵

줄기는 높이 2m까지 자라고 가지치기를 하지 않으면 텁수룩하게 자라는 경향이 있다. 줄기의 단면은 사각형이고 밑둥이 나무처럼 단단하게 자라는 성질이 있다.

피침형의 가느다란 잎은 향신료로 인기가 많은데 보통 9월에 수확해 향신료 등으로 사용한다. 잎은 날것으로 섭취하거나 건조시킨 뒤 각종 요리에 사용한다.

꽃의 맛

부드럽지만 쓴 맛이 가미되어 있다.

|먹는 방법|

꽃은 부드럽지만 쓴 맛이 있어 생으로 먹기보다는 레몬 주스에 넣어 먹거나 건조시킨 뒤 조미료로 먹는다. 싱싱한 잎은 쓴 맛이 매우 강하지만 육류 요리나 구이 요리에 한두 가닥씩 곁들여 먹는다. 수프, 국물 요리에는 소량 사용하며 생잎을 아주 잘게 썰어 사용하거나 건조시킨 잎을 가루내어 사용한다. 가루낸 잎은 육류를 조리할 때 사용하거나 생선구이 등의 향신료로 사용한다. 각종 야채 요리, 제과·제빵, 잼, 젤리의 맛내기에도 안성맞춤이다.

|약성과 효능|

염증, 살균, 자양강장, 우울증, 정신피로, 수렴, 감기, 두통, 복통, 복부 가스에 효능이 있고 항산화 성분이 있다. 과다 사용시 임산부의 낙태를 유발하므로 임산부는 복용하지 않는 것이 좋다. 잎은 아로마테라피, 목욕제로 사용한다. 정원에서 키울 경우 해충을 쫓아내는 효과가 있다.

|번식|

종자, 휘묻이, 꺾꽂이(초여름)

|키우기|

1 화원에서 건강한 모종을 구입한다.
2 최소 6시간 이상 햇빛이 드는 양지에서 잘 자란다.
3 약한 알칼리성의 조금 건조한 토양을 좋아한다.
4 흙이 마르면 수분을 공급한다.
5 감자와 함께 키우면 성장이 불량하고 그 외의 식물과는 성장이 양호하므로 정원에서 키우기에 좋다. 소금기에도 비교적 강하므로 바닷가 펜션에서도 키울 수 있다.
6 남부지방에서는 월동이 가능하고 중부지방은 겨울에 실내로 옮겨줘야 한다.

두통에 효능이 있는

베고니아

베고니아과 *Begonia semperflorens* 15~30cm

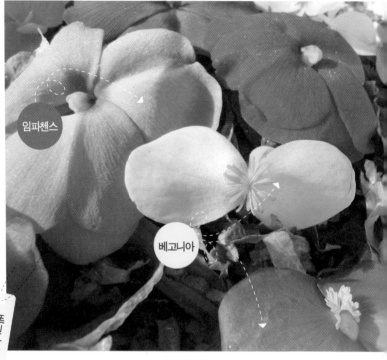

임파첸스

베고니아

베고니아

세계적으로 1,500여 종의 품종이 있다.

품종에 따라 '꽃베고니아', '나무베고니아(목베고니아)', '구근베고니아(알베고니아)' 등으로 구분한다. 이 중 꽃베고니아는 사철 내내 꽃을 볼 수 있다고 하여 '사철베고니아' 라

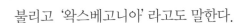

불리고 '왁스베고니아' 라고도 말한다.

　꽃은 비빔밥으로 먹을 수 있다. 목베고니아(*Begonia picta*)와 베고니아 팔마타(*Begonia palmata*)는 어린 잎을 데쳐서 먹거나 피클로 담가 먹는다.

베고니아 품종

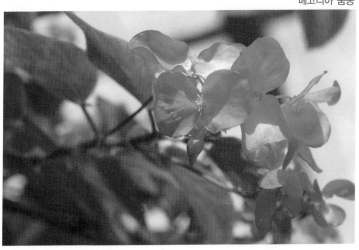

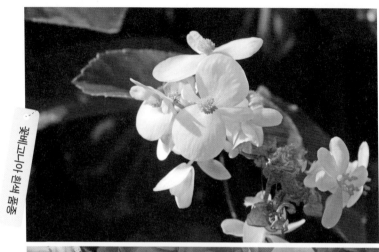

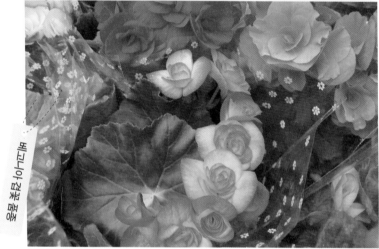

　브라질 원산의 꽃베고니아는 1828년경 유럽에 도입된 뒤 다양한 품종이 개발되었다. 계란형 잎은 모여나고 녹색잎, 구리빛 잎 등이 있다.

　꽃의 색상은 품종에 따라 붉은색, 분홍색, 흰색 등이 있고 홑꽃 품종과 겹꽃 품종이 있다. 국내에서는 도로변 화단이나 가정집 화단에서 즐겨 키운다.

베고니아 품종 중 하나인 김정일화(Begonia tuberhybrida)는 일본 원예학자인 가모 모토데루가 육종한 품종으로 북한에서는 '불멸의 꽃'이라는 별명이 있다. 김정일의 생일인 2월 16일에 개화되도록 육종된 김정일화는 최근 북한의 국화로 인정받는다고 한다.

우리나라에서는 '구근베고니아'의 하나로 취급하는데 꽃잎이 겹으로 핀다.

꽃의 맛

전통적인 먹는 꽃으로 유명하다.

| 먹는 방법 |

베고니아의 꽃에는 비타민과 철분 성분이 함유되어 있으므로 생으로 먹기에도 안성맞춤이다. 노란색 꽃밥은 약간 떫은 맛이 난다. 꽃잎 아래쪽 꿀주머니 부근이 매우 시큼하다. 전체적으로 시큼한 맛으로 먹기에 좋다. 꽃을 비빔밥에 넣어 먹으면 좋고 샐러드로 먹기도 한다.

| 약성과 효능 |

식물 즙은 두통에 효능이 있다. 넓은 잎은 아픈 젖꼭지에 찜질팩처럼 사용한다. 외국 민간에서는 뿌리 즙을 안약 대용으로 사용한 기록이 있다.

| 번식 |

종자 또는 포기나누기

| 키우기 |

1 나뭇잎과 꽃봉오리 상태를 확인한 뒤 시각적으로 건강한 모종을 구입한다.
2 반그늘 토양에서 10~20cm 간격으로 구멍을 판 뒤 약간의 유기질 비료를 채운다. 그 위에 모종을 심고 토양이 축축해질 때까지 수분을 충분히 공급한다.
3 여름에는 1주일 간격으로 수분을 공급한다.
4 햇빛을 가리지 않고 잘 자라지만 한여름에는 약간 차광을 하고, 낙엽진 잎은 보일 때마다 제거한다.
5 겨울에는 실내로 옮긴다.

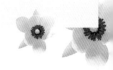

차로 즐기는 먹는 꽃
제라늄

쥐손이풀과 여러해살이풀 *Pelargonium spp.* 30~50cm

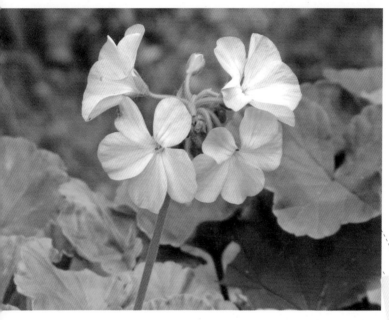

남아프리카 원산인 제라늄의 꽃과 잎을 식용한다. 예로부터 먹어온 전통적인 먹는 꽃중 하나이다. 세계적으로 수많은 품종이 있는데 이 중 제라늄은 잎과 꽃을 식용할 수 있고, 애플제라늄과 페퍼민트제라늄은 잎을 식용할 수 있다.

제라늄의 경우 꽃의 맛에서 쓰고 신맛이 난다. 애플제라늄과 페퍼민트제라늄은 꽃에서 박하 향미가 있다. 잘 말린 꽃

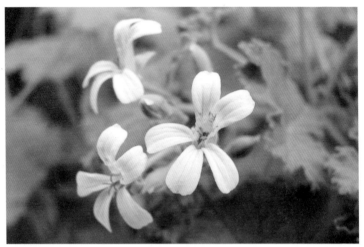
애플제라늄

과 잎은 차로 음용하거나 케이크 등을 만들 때 사용하고, 싱싱한 꽃은 샐러드, 샌드위치, 비빔밥으로 섭취한다. 품종에 따라 다르겠지만 대부분의 제라늄은 양지에서 잘 자라고 실내에서 월동한다. 비옥한 토양을 권장하며 번식은 종자나 꺾꽂이로 할 수 있다.

참고로, 일부 사람들에게 몇몇 제라늄 품종의 잎에는 독성이 있어 개와 고양이에게 좋지 않고, 제라늄 오일이 피부발진을 일으킬 수 있다고도 한다. 따라서 섭취할 때 주의해야 하며 잎이나 오일을 섭취할 경우 가급적 조리하거나 소량을 섭취하는 것이 원칙이다.

Part 3

계절별

독성

식물들

봄, 식용할 수 없는 꽃들

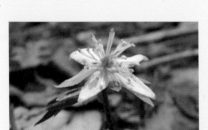
너도바람꽃 (개화 3~4월)
미나리아재비과의 독성 식물

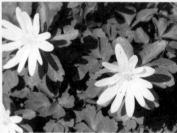
꿩의바람꽃 (개화 4~5월)
미나리아재비과의 독성 식물

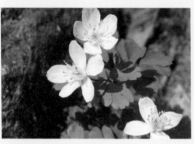
만주바람꽃 (개화 3~4월)
미나리아재비과의 독성 식물

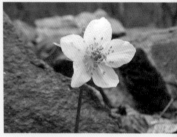
변산바람꽃 (개화 2~3월)
미나리아재비과의 독성 식물

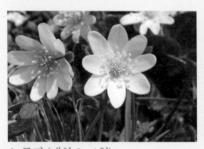
노루귀 (개화 3~4월)
미나리아재비과의 독성 식물

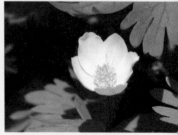
홀아비바람꽃(개화 4~5월)
미나리아재비과의 독성 식물

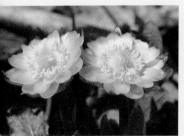

복수초 (개화 3~4월)
미나리아재비과의 독성 식물

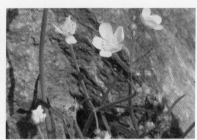

미나리아재비 (개화 5~6월)
미나리아재비과의 유독 식물

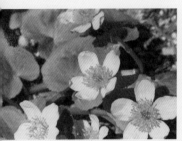

동의나물 (개화 4~5월)
미나리아재비과의 독성 식물

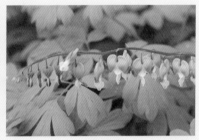

금낭화 (개화 5~6월)
미나리아재비과의 유독 식물

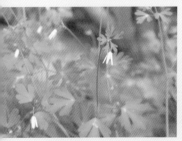

개구리발톱 (개화 4~5월)
미나리아재비과의 독성 식물

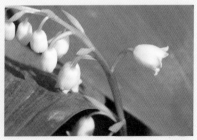

은방울꽃 (개화 5~6월)
백합과의 유독 식물

봄, 식용할 수 없는 꽃들

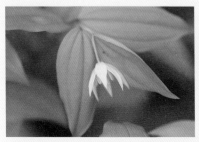

애기나리 (개화 4~5월)
백합과의 독성 식물

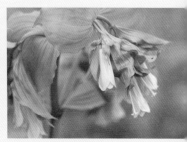

윤판나물 (개화 4~6월)
백합과의 독성 식물

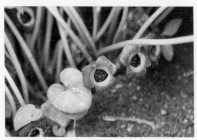

족도리풀 (개화 4월)
쥐방울덩굴과의 독성 식물

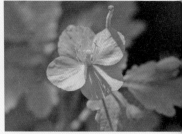

애기똥풀 (개화 5~8월)
암술대에서 불쾌하고 쓴 맛

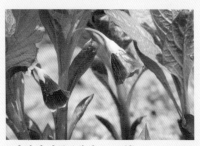

미치광이풀 (개화 4~5월)
가지과의 독성 식물

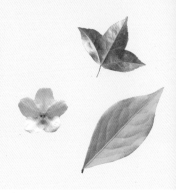

여름·가을, 식용할 수 없는 꽃들

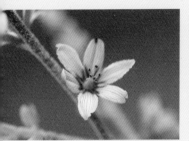

박새 (개화 6~7월)
백합과의 유독 식물

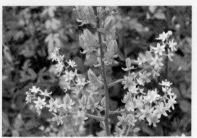

여로 (개화 7~8월)
백합과의 유독 식물

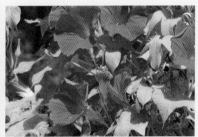

나팔꽃 (개화 7~8월)
메꽃과의 저독성 식물

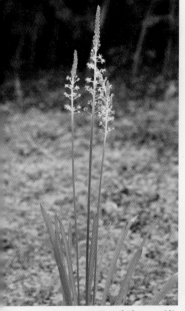

무릇 (개화 7~9월)
백합과의 독성 가능성 식물

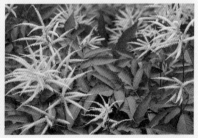

눈개승마 (개화 6~8월)
장미과의 독성 가능성 식물

여름·가을, 식용할 수 없는 꽃들

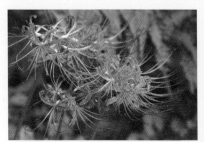

석산 (개화 9~10월)
수선화과의 독성 식물

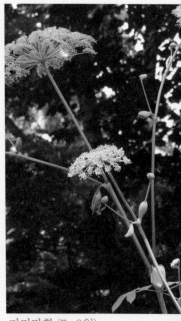

지리강활 (7~8월)
산형과의 유독 식물

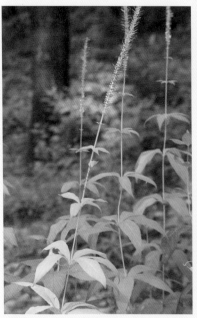

냉초 (개화 7~8월)
현삼과의 독성 식물

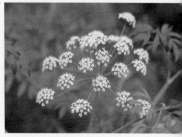

독미나리 (개화 6~8월)
산형과의 독성 식물

식용을 피해야 하는 독성 나무 꽃

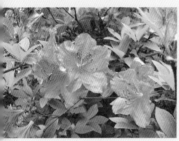

산철쭉 (개화 4~5월)
진달래과의 독성 식물

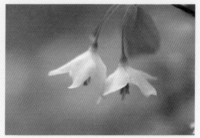

때죽나무 (개화 5~6월)
때죽나무과의 저독성 식물

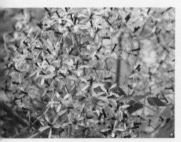

멀구슬나무 (5~6월)
멀구슬나무과의 독성 식물

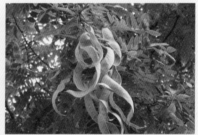

주엽나무 (개화 6월)
콩과의 독성 가능성 식물

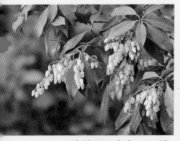

마취목 (개화 4~5월)
진달래과의 독성 가능 식물

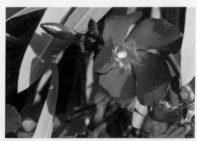

협죽도나무 (7~8월)
협죽도과의 유독 식물

추가 식용 가능한 꽃

겨자 꽃 종류	*Brassica species* 다량 섭취시 피부 질환이 발생할 수도 있다.	겨자 맛, 약간 매운맛
고수	*Coriander sativum*	비눗물 맛
국화	*Chrysanthemum coronarium*	쓴 맛
금잔화	*Calendula officinalis* 차로 마시거나 요리에 꽃잎을 넣어 먹는다.	매운 후추 맛, 차
글라디올러스	*Gladiolus spp*	상추 맛
딜	*Anthum graveolens*	딜 맛
라일락	*Syringa vulgaris*	레몬향, 꽃향
레몬버베나	*Aloysia triphylla*	레몬향, 차
레몬	*Citrus limon*	귤껍질 맛, 밀랍
로켓 셀러드	*Eruca vesicaria*	매운 후추 맛
마조람	*Origanum majorana*	단맛
말리화	*Jasminum sambac*	약간 달콤, 차
말로우	*Malva sylrestris*	미세하게 달콤
매리골드	*Tagetes tenuifolia*	쓴 맛
무	*Raphanus sativus*	달콤, 매운 무 맛
민들레	*Taraxacum officinalis* 어린 꽃봉오리를 튀겨먹는다.	약간 쓴 맛
민트(박하)	*Mentha species*	박하 맛, 쓴 맛

바나나 유카	*Yucca baccata* 다량 섭취시 피부 질환이 발생할 수도 있다.	바삭바삭한 맛
바질	*Ocimum basilicum*	레몬, 민트 맛
비 밤	*Monarda species* 베르가못 종류이다.	차
보리지	*Borago officinalis*	가벼운 오이 맛
Burnet	*Sanguisorba minor* 서양의 오이풀 종류이다.	가벼운 오이 맛
붉은인동	*Lonicera japonica* 열매는 독성이 있으므로 식용할 수 없다.	식용하기도 한다.
수레국화	*Centaurea cynaus*	달콤하고 매운맛
아니스 히솝	*Agastache foeniculum*	달콤한 감초 맛
안젤리카	*Angelica archangelica* 생선 요리 (때때로 알레르기 증상 발생)	샐러리 맛
오크라	*Abelmoschus aesculentus*	무궁화 꽃과 비슷
완두콩류	*Pisum species*	풋콩 맛
원추리 종류	*Lily Hemerocallis*	풋콩 맛
잇꽃	*Carthamus tinctorius*	약간 쓴 맛
접시꽃	*Alcea rosea*	무궁화 꽃과 비슷
쥬키니호박	*Cucurbita pepo spp* 꽃봉오리를 쪄서 먹는다.	약간 달콤
차이브	*Allium schoenoprasum*	부드러운 양파 맛

치자나무	*Gardenia jasminoides*	약간 단맛
치커리	*Cichorium intybus* 꽃봉오리를 피클로 먹는다.	부드럽고 연한 맛
카네이션	*Dianthus caryophyllus*	사과향, 차
카모마일	*Chamaemelum nobile*	달콤, 매운 무 맛
타임	*Thymus vulgaris*	레몬, 박하 맛
툴바기아	*Tulbaghia violacea*	부드러운 마늘 맛
프리뮬라 종류	*Primula vulgaris* 몇몇 종은 알레르기를 유발할 수도 있다.	약간 달콤
해바라기	*Helianthus annus* 꽃봉오리를 쪄 먹는다.	약간 쓴 맛
휀넬(회향)	*Foeniculum vulgare*	약간의 감초 맛
훼이조아	*Feijoa sellowiana*	열매 맛과 비슷
후쿠시아	*Fuchsia X hybrida*	약간 신맛
히솝	*Hyssopus officinalis* 단 임산부, 고혈압, 간질 환자는 식용하지 않는다.	식용할 수 있다.

찾아보기

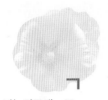

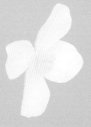